Aneri Kapadia
Vasudha Sodani
Bhumi Sarvaiya

Gestão da prática em Odontopediatria

Aneri Kapadia
Vasudha Sodani
Bhumi Sarvaiya

Gestão da prática em Odontopediatria

ScienciaScripts

Imprint

Cover image: www.ingimage.com

This book is a translation from the original published under ISBN 978-620-8-22353-3.

Publisher:
Sciencia Scripts
is a trademark of
Dodo Books Indian Ocean Ltd. and OmniScriptum S.R.L publishing group

120 High Road, East Finchley, London, N2 9ED, United Kingdom
Str. Armeneasca 28/1, office 1, Chisinau MD-2012, Republic of Moldova, Europe
Printed at: see last page
ISBN: 978-620-8-27428-3

ÍNDICE DE CONTEÚDOS

INTRODUÇÃO 3

HISTÓRIA 5

FILOSOFIA DA PRÁTICA DENTÁRIA 10

ÉTICA E JURISPRUDÊNCIA DENTÁRIA 10

COMPONENTES DO DESENVOLVIMENTO DO MARKETING DENTÁRIO (SISTEMA 4P) 32

OUTROS PONTOS DE REFLEXÃO SOBRE O MARKETING 35

POLÍTICA FINANCEIRA[16] 40

MUDANÇAS NA PRÁTICA DA MEDICINA DENTÁRIA CLÍNICA NO SÉCULO XXI 43

PRÁTICA DENTÁRIA DURANTE A COVID-19 51

CONCLUSÃO 55

BIBLIOGRAFIA 57

LISTA DE ABREVIATURAS

Sr. No.	Abbreviation
1	MDS-Master of Dental Surgeon
2	TV-Television
3	AV -Audio-visual
4	HIV-Human Immunodeficiency Virus
5	ADA-American Dental Association
6	CDC-Centers for Disease Control
7	PPE-Personal Protective Equipment
8	BMW-Biomedical Waste
9	SEO-Search Engine Optimization
10	FAQs-Frequently Asked Questions
11	FDI-Foreign Direct Investment
12	IOC-Intraoral Camera
13	NFLJI -The needle-free liquid jet injection
14	DSD- Digital Smile Design
15	CAD-CAM-Computer Aid Deign/Computer Aid Manufacturing
16	SARS-CoV2-Severe Acute Respiratory Syndrome Coronavirus 2
17	ARDS-Acute Respiratory Distress Syndrome
18	ECDC-European Center for Disease Prevention and Control

INTRODUÇÃO

"A gestão é, acima de tudo, uma prática onde a arte, a ciência e o ofício se encontram".

- Henry Mintzberg A gestão é o ato de reunir pessoas para atingir as metas e objectivos desejados, utilizando os recursos disponíveis de forma eficiente e eficaz. A gestão inclui o planeamento, a organização, o recrutamento de pessoal, a liderança, a coordenação e o controlo de uma organização (um grupo de uma ou mais pessoas ou entidades) ou de um esforço com vista à realização de um objetivo. A gestão de recursos engloba o desenvolvimento e a manipulação de recursos humanos, recursos financeiros, recursos tecnológicos e recursos naturais. Uma vez que as organizações podem ser vistas como sistemas, a gestão pode também ser definida como a ação humana, incluindo a conceção, para facilitar a produção de resultados úteis de um sistema. Este ponto de vista abre a oportunidade de se "gerir" a si próprio, um pré-requisito para tentar gerir os outros. O termo "gestão" é amplamente utilizado no mundo dos negócios. É o elemento central ou vital da atividade empresarial. Esperamos que uma unidade empresarial seja gerida de forma eficiente. É precisamente isso que se faz na gestão. A gestão é essencial para a condução da atividade empresarial de uma forma ordenada. É uma função vital que diz respeito a todos os aspectos do funcionamento de uma empresa.

De acordo com **Koontz H et al (1982)**[1] , "A gestão é a arte de fazer as coisas através e com pessoas em grupos formalmente organizados".

O conceito de gestão adquiriu um significado especial no atual mundo empresarial competitivo e complexo. Uma gestão eficaz e objetiva é absolutamente essencial para a sobrevivência de uma unidade empresarial. O conceito de gestão é abrangente e cobre todos os aspectos da atividade empresarial. Em palavras simples, gestão significa utilizar os recursos disponíveis da melhor forma possível e também para atingir objectivos bem definidos. É um processo distinto e dinâmico que envolve a utilização de diferentes recursos para atingir objectivos bem definidos. Os recursos são: homens, dinheiro, materiais, máquinas, métodos e mercados.[2] Estes são os seis inputs básicos do processo de gestão e o output é a realização dos objectivos. É o resultado final dos inputs e está disponível através de um processo de gestão eficiente.

A gestão aprende-se fazendo, experimentando os desafios e as oportunidades da liderança, mas os melhores e mais bem sucedidos gestores são profissionais reflexivos, profundamente conscientes dos seus próprios comportamentos, atitudes e acções e do seu impacto nos outros e na organização, e capazes de analisar e rever criticamente a sua própria prática e inseri-la num contexto mais amplo, enquadrado por teorias, modelos e conceitos adequados.[3]

Os diferentes sistemas de prestação de cuidados de saúde estão a desempenhar um papel importante nos diferentes países. A medicina dentária é uma das profissões de saúde mais importantes. À medida que o tempo passa, a população recebe uma variedade de cuidados de saúde dentária.[4] Atualmente, os cuidados de saúde dentária são prestados maioritariamente por médicos privados em todo o mundo. Foi dada mais importância à conceção das salas de tratamento dentário do que à conceção do gabinete de negócios. O planeamento do espaço de trabalho do gabinete comercial é também um fator essencial e essa área deve ser concebida de forma ergonómica, para que o pessoal da empresa possa executar as suas tarefas com a máxima eficiência. No entanto, convencer a população a efetuar um tratamento dentário regular é um dos problemas difíceis que os dentistas enfrentam.[5] A solução óbvia para este problema é tentar atrair e manter novos pacientes. É vital que o dentista, numa prática de cuidados de saúde participativa, procure o contributo do seu pessoal, que inclui a secretária, a rececionista, o assistente de negócios e até mesmo o pessoal da receção. O pessoal é o maior ativo que um dentista pode ter no consultório. É necessário estabelecer diretrizes específicas para contratar pessoal qualificado, selecionar uma vasta gama de benefícios criativos e estabelecer uma escala salarial competitiva que reflicta a produtividade e os aumentos do custo de vida.[6]É necessária muita educação e formação para se tornar dentista. No entanto, existe uma lacuna entre os conhecimentos e as competências necessárias para prestar cuidados dentários de qualidade e os necessários para criar um consultório dentário rentável. É por isso que a gestão de consultórios dentários é tão importante. A gestão de consultórios dentários, apoio dentário ou serviços de apoio dentário é um conjunto de práticas, procedimentos e competências que vão para além dos cuidados clínicos e que são necessários para transformar uma formação em medicina dentária numa prática viável. A maioria dos profissionais de saúde dentária está familiarizada com as partes mais óbvias da gestão de consultórios dentários, como marcar consultas, enviar lembretes e tratar da faturação. Embora importantes, estas actividades são apenas a ponta do iceberg. A gestão do consultório dentário tem a ver, em primeiro lugar e acima de tudo, com a manutenção e o crescimento de uma clínica onde os dentistas apoiados se podem concentrar em prestar cuidados da mais elevada qualidade. Tudo isto requer uma estratégia, apoiada por um conjunto diversificado de competências empresariais. Na prática dentária, a gestão da clínica dentária e a prática dependem dos ramos da medicina dentária. Cada ramo requer um tipo diferente de prática e de gestão.

A pediatria é o ramo da medicina que se ocupa da saúde e dos cuidados médicos dos bebés, crianças e adolescentes, desde o nascimento até aos 18 anos de idade. A palavra "pediatria" significa "curandeiro de crianças". A gestão de boas práticas no consultório dentário pediátrico não é fragmentada, esporádica ou uma série de actividades aleatórias e descoordenadas. Em vez disso, engloba a filosofia da clínica; está centrada no doente; e é uma função de gestão fluida e consistente. Começa com o odontopediatra como líder e continua em todas as fases da atividade diária. É um sistema bem desenvolvido e altamente funcional. Resulta na lealdade da equipa e dos pacientes e numa elevada satisfação dos mesmos. É um processo evolutivo, contínuo e ativo. Permite uma atitude positiva de crescimento profissional para toda a equipa de dentistas pediátricos.[7] A gestão da prática na clínica dentária pediátrica, como o tratamento especial de crianças pequenas, o trabalho através de um intermediário (o adulto responsável), a obtenção de consentimento informado e a comunicação de suspeitas de abuso de crianças, trazem pressões adicionais ao dentista e aos membros da equipa, a menos que o protocolo para cada passo seja estabelecido e seguido com precisão. A gestão da solidez fiscal e a obtenção de lucro são outras quando se trabalha com pacientes mais jovens. Apesar das qualidades favoráveis mencionadas, os SSC têm uma grande desvantagem - nomeadamente, a sua fraca aparência estética. As responsabilidades profissionais contrabalançam as muitas pressões, o dentista que trata de crianças pequenas tem um prazer adicional para além do experimentado por muitos colegas, ajudando uma criança pequena a lidar com o stress do tratamento, conduzindo-a para uma vida livre de doenças dentárias e ganhando a confiança e aprovação dos pais ou tutores. Todos estes aspectos fazem da medicina dentária uma profissão que proporciona uma vida inteira de entusiasmo, realização, aprendizagem e oportunidades constantes de crescimento.

HISTÓRIA

A medicina dentária em 7000 a.C.

Os primeiros tratamentos e práticas dentárias conhecidos remontam a cerca de 7000 a.C. na civilização do vale do rio Indo, perto da fronteira entre o atual Paquistão e a Índia. Pensa-se que os curandeiros utilizavam ferramentas de madeira, como brocas de arco, para reparar cavidades e remover cáries, enquanto outras ferramentas eram utilizadas para extrair dentes. Os historiadores ficaram surpreendidos com a eficácia destas ferramentas no cuidado e tratamento dos dentes e também com o facto de terem sido encontradas poucas extracções e dentes em falta durante a recuperação de locais de enterramento.

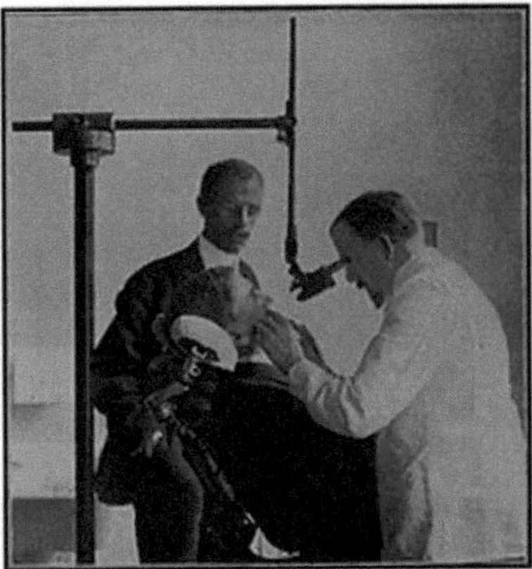

Figura 1: Antiguidade da prática dentária

Nos tempos antigos, a Índia era provavelmente um dos países mais avançados do mundo em termos de serviços de saúde dentária (Figura 1). Na antiga literatura ayurvédica da Índia, é possível encontrar pormenores sobre os instrumentos utilizados para a extração de dentes humanos. Também se encontra uma classificação das doenças dentárias. Antigamente, as doenças dentárias eram classificadas em 28 tipos. As descrições das cáries dentárias, das doenças das gengivas e de outras doenças dentárias foram apresentadas de forma muito lúcida em algumas das referências antigas. Nos tempos antigos, se a boca de um indivíduo estivesse apinhada, os dentes saudáveis eram extraídos para dar lugar aos dentes em erupção e eram também removidos para permitir que a pessoa mastigasse corretamente os alimentos. No início da era romana, os fios de ouro eram amplamente utilizados para ajudar a empurrar os dentes para trás. O Pelicano Dentário remonta a 1600 (Figura 2). O seu nome deve-se à semelhança com o bico de um pelicano e este instrumento era utilizado para a extração de dentes. O dente devia encaixar-se perfeitamente e com firmeza entre as garras rotativas.

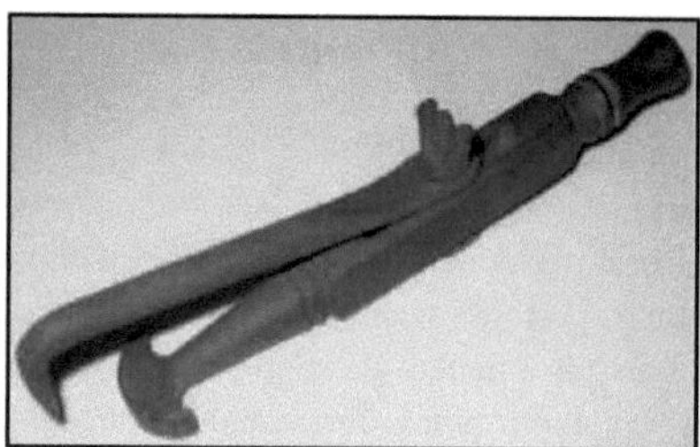

Figura 2: O pelicano-dentário

Odontologia no início do século 18th e 19th

Nos últimos 150 anos, assistiu-se a um grande crescimento da procura de cuidados dentários por parte do público. Os avanços tecnológicos pós-revolução industrial ajudaram a profissão a crescer para satisfazer essa procura. Os dentistas começaram a concentrar-se na eliminação da dor e na prevenção em vez da reparação, enquanto as inovações tecnológicas e a investigação continuaram a desenvolver o arsenal do dentista.[8] Tratava-se de uma cadeira de madeira simples com um apoio para a cabeça almofadado e um tabuleiro para o equipamento na parte lateral.[9] A inovação seguinte da cadeira dentária inaugurou a era da medicina dentária indolor e tornou a prática muito mais aceitável para o público em geral. Humpfry Davey foi o primeiro a descobrir os efeitos fascinantes do óxido nitroso, conhecido como "gás do riso", em 1799. Ele teorizou sobre o seu potencial uso médico, mas era usado principalmente pela classe alta britânica em festas. Um dentista americano chamado Dr. Josiah Flagg inventou a primeira cadeira dentária em 1790 (Figura 3). Ele modificou uma cadeira de escrever Windsor para a utilizar no seu consultório.

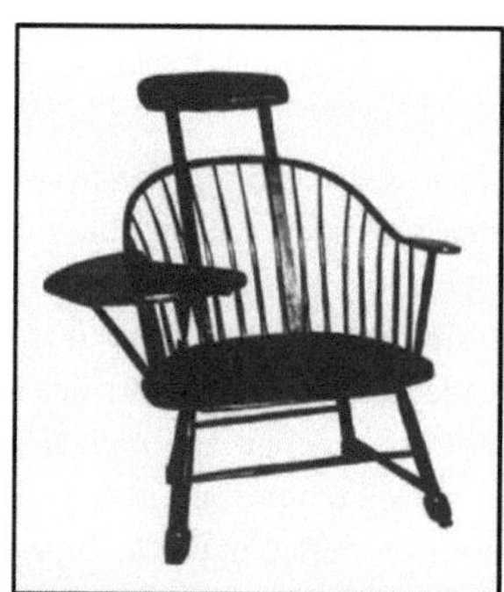

Figura 3: Primeira cadeira dentária inventada em 1790

A primeira cadeira dentária reclinável foi inventada em 1832 pelo dentista londrino James Snell (Figura 4).[9] George F. Green criou a broca pneumática acionada por pedal 21 Kezian.

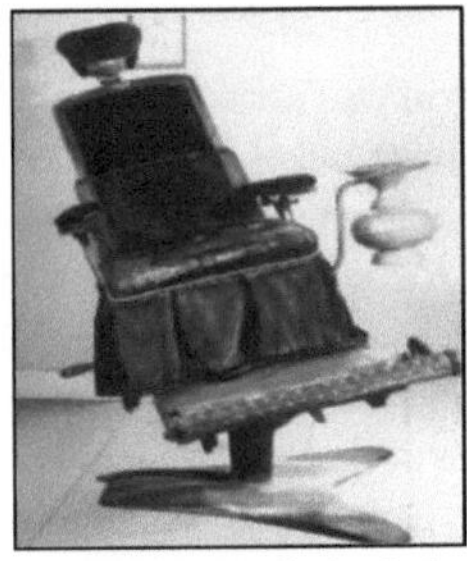

Figura 4: Cadeiras dentárias reclináveis inventadas em 1832

Continuou a inovar e desenvolveu e patenteou o berbequim elétrico em 1875. Morton também demonstrou a eficácia do éter como anestésico inalado em 1846. As suas demonstrações foram bem sucedidas e amplamente publicitadas. O anestésico ainda não era utilizado na altura em que estes forcep (Forcep da Era da Guerra Civil) apareceram em 1860 (Figura 5).

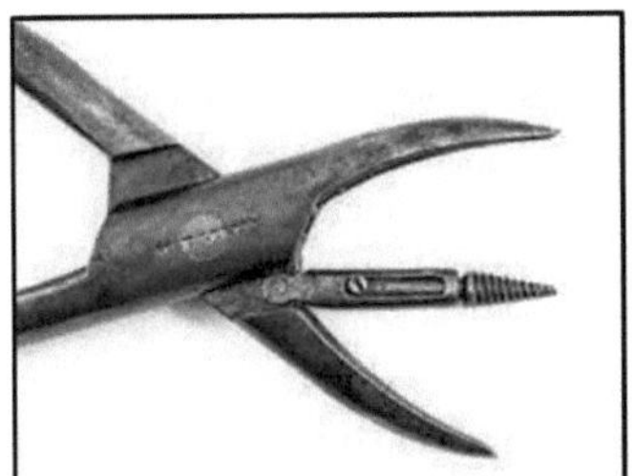

Figura 5: Forcep da era da guerra civil

Em 1877, Basil Manly Wilkerson concebeu a primeira cadeira dentária de carácter hidráulico, que permite uma melhor posição das costas do doente durante o tratamento e melhora as condições de trabalho do dentista.[10] A descoberta do raio X por Wilhelm Roentgen e o desenvolvimento da radiografia em 1895. O Dr. F. Otto Walkhoff foi o primeiro dentista a tirar uma radiografia do seu dente apenas 14 dias depois (Figura 6).[8]

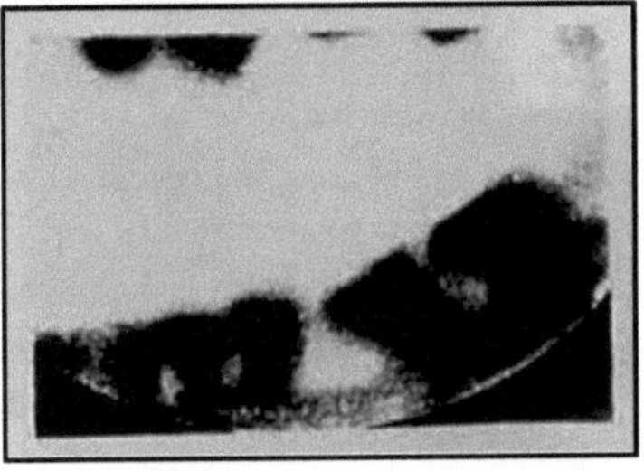

Figura 6: Primeira radiografia do dente

Edmond Kells não só empregou o primeiro assistente dentário, como foi o primeiro a começar a utilizar os raios X para visualizar as raízes dos dentes no seu consultório em 1896. Um indivíduo que conhecemos bem é Greene Vardiman Black. É conhecido como o pai da medicina dentária operatória e realizou um trabalho monumental sobre a liga de amálgama, a normalização das cavidades e a conceção de preparações. Desenvolveu o primeiro sistema de classificação de lesões de cárie, que ainda hoje utilizamos. O seu Manual de Dentisteria Operatória foi publicado em 1896 e incluía grandes quantidades de conhecimentos inovadores, sendo considerado um padrão ainda hoje. Ele sonhava com um dia em que a medicina dentária fosse praticada para prevenção e não para restauração. As técnicas de Black nunca teriam sido possíveis sem um grande avanço tecnológico.
A broca dentária foi um grande avanço no papel da medicina dentária preventiva, permitindo a intervenção precoce da cárie e a prevenção da perda total do dente. Como já foi referido, a broca dentária tem raízes na pré-história, mas a revolução industrial permitiu o aparecimento de máquinas complexas.[8]

A medicina dentária no século XX

Foi no início do século XIX que o ensino médico se baseou no sistema moderno de medicina. Foi iniciado pela Companhia das Índias Orientais com médicos vindos do estrangeiro. Obviamente, o seu objetivo era ter alguns ajudantes ou assistentes médicos para as tropas que estavam estacionadas na Índia ou para os funcionários do governo.

• No entanto, foi apenas em 1920 que um curso de Medicina Dentária foi introduzido pela primeira vez como uma das disciplinas de estudo para estudantes de medicina na Faculdade de Medicina de Calcutá pelo falecido Padma Bhushan Dr. Rafiuddin Ahmed, o Grande Velho da Medicina Dentária e justamente chamado o Pai da Educação Dentária na Índia.

• Aquando da divisão do país (1947), não existia qualquer instituição que ministrasse cursos de MDS na Índia dividida.

• A pedodontia foi introduzida na Índia em 1950, no Government College de Amritsar.

• Em 1959, o Conselho de Medicina Dentária da Índia estabeleceu os regulamentos e o programa pormenorizado para os cursos de mestrado.

• As universidades foram também persuadidas a criar cursos de pós-graduação.

• Entre as nove especialidades de formação pós-graduada em medicina dentária, uma é a **Pedodontia e a Medicina Dentária Preventiva.**

• Os cursos de M.D.S. em Pedodontia e Odontologia Preventiva e Odontologia de Saúde Pública foram criados em 1963 e 1971, respetivamente.

• No ano de 1979, foi formada a Sociedade Indiana de Pedodontia e Odontologia Preventiva.

• A Sociedade Indiana de Pedodontia e Odontologia Preventiva foi formada com base na firme convicção de que **"Todas as crianças têm um direito fundamental à sua saúde oral total".**

• 24 de novembro de 1979 - A Sociedade Indiana de Pedodontia e Odontologia Preventiva realiza a sua primeira conferência.

• Robert Bunon (1702- 1748) é conhecido como "O Pai da Odontopediatria".

• Em 1979, o Dr. B. R. Vacher foi nomeado "O Pai da Pedodontia na Índia".

Este grau de especialização permite aos dentistas tratar uma maior variedade e intensidade de condições. A medicina dentária tem continuado a crescer através de uma explosão de avanços tecnológicos nos últimos tempos. William Halstead descobre a eficácia das soluções de cocaína, ou hidrocaína, como anestésico local em cirurgia médica. Este facto viria a estabelecer o enquadramento para os derivados não psicoactivos que viriam a ser desenvolvidos, como a novocaína em 1904 e, mais tarde, a lidocaína em 1943, que ainda é utilizada. Outra inovação que a medicina dentária contribuiu para a medicina foi a utilização de dispositivos de sucção. Antes disso, os cirurgiões médicos utilizavam apenas esponjas e gaze para remover o sangue do local da cirurgia e melhorar a visibilidade. A aspiração tornou esta tarefa muito mais fácil para o cirurgião e mais segura para o doente. Na década de 1950, o Dr. John Naughton inventou uma cadeira de dentista com um encosto ajustável, permitindo que o doente ficasse numa posição de bruços (Figura 7).[10]

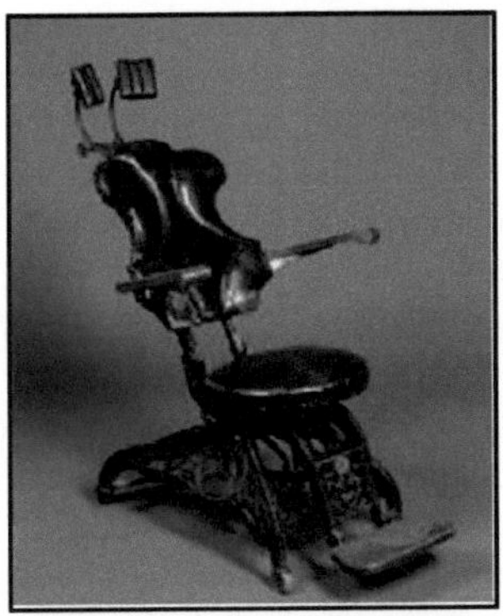

Figura 7: Cadeira com costas reguláveis em 1950

Esta cadeira dentária tem sido o modelo para todas as cadeiras dentárias desde então, com variações actualizadas, claro. Em 1957, John Borden introduziu a peça de mão de alta velocidade acionada a ar, capaz de atingir velocidades de 300.000 rpm e lançou a nova era da medicina dentária de alta velocidade. Nos anos 70 e 80, Per-Ingvar Branemark desenvolveu as suas técnicas para a osteointegração de implantes de titânio e revolucionou o tratamento para a substituição de dentes em falta. Em 1989, foi desenvolvido o primeiro produto comercial de branqueamento dentário. No início da década de 1990, os avanços nos materiais compósitos e de porcelana coloridos, as facetas de porcelana e os implantes dentários expandiram esta tendência, lançando a nova era que satisfaz a procura pública de medicina dentária cosmética e estética. Assim, a profissão de dentista tem uma longa história desde a época dos acidentes.

ÉTICA DENTÁRIA NA GESTÃO DA CLÍNICA

É muito importante ter um conhecimento profundo da gestão da prática na atual estrutura dentária pediátrica, sobretudo porque toda a perspetiva, ou aquilo a que podemos chamar o paradigma de lidar com as crianças, mostrou uma mudança radical. Desde o seu início como um ramo que se ocupava da extração de dentes de leite cariados, a prática do pedodontista de hoje é orientada para a prevenção e a preservação. Os pacientes infantis podem agora ser tratados com extrema paciência, com ênfase em incutir uma atitude dentária positiva em relação às suas futuras visitas. Para atingir este objetivo, as caraterísticas especiais de desenvolvimento mental e a importante relação dos pacientes pediátricos com os seus pais, profissionais e membros da equipa exigem um ambiente e um estabelecimento únicos. Este deve ser periodicamente revisto em função da evolução dos tempos.

A boa gestão da clínica não é uma série de actividades aleatórias e descoordenadas; em vez disso, engloba a filosofia da clínica, que se centra no doente. Começa com o dentista pediátrico como líder e continua em todas as fases da atividade diária. É um sistema bem desenvolvido e altamente funcional, que resulta na lealdade da equipa e dos pacientes e numa elevada satisfação dos mesmos. É um processo evolutivo e continuamente ativo. Permite uma atitude positiva de crescimento profissional para toda a equipa odontopediátrica.

Cada decisão tomada por um dentista que tenha a ver com o procedimento do ambiente do consultório ou com a atribuição de responsabilidades ao pessoal deve ser orientada para os objectivos de prestar um serviço eficaz e agradável às crianças. Um exame oral completo, um diagnóstico exato e um tratamento eficaz apoiado por medidas preventivas são essenciais no tratamento de um doente infantil. É fornecida orientação emocional, conforme necessário, e os serviços dentários são efectuados da forma mais eficiente e agradável possível, de acordo com o comportamento da criança e as atitudes dos pais.[15]

A prática da medicina dentária pediátrica moderna exige um conhecimento profundo da matéria, instrumentos modernos e uma boa qualidade de trabalho com excelentes princípios comerciais. O pedodontista deve conhecer as necessidades, as exigências e a ética da prática dentária dos consumidores. O objetivo do Pedodontista é prestar cuidados de elevada qualidade aos pacientes com lucro suficiente para sobreviver. Todos os jovens pedodontistas iniciam a sua atividade com a expetativa de serem bem sucedidos.[16]

FILOSOFIA DA PRÁTICA DENTÁRIA

O primeiro passo do dentista privado deve ser escrever a sua declaração de missão na sala de espera. Esta declaração filosófica (uma boa saúde oral pode contribuir para uma boa saúde geral) funciona como um modelo para o consultório e liga o dentista à equipa e ao paciente.

ÉTICA E JURISPRUDÊNCIA DENTÁRIA

O código dos dentistas está consagrado nos Princípios de Ética e no Código de Conduta Profissional da Ordem dos Médicos Dentistas. O código é mantido e atualizado pela associação através do seu Conselho de Ética, Estatutos e Assuntos Jurídicos. Existe um código de ética em medicina dentária desde 1866, altura em que o primeiro código foi simplesmente enunciado nas palavras: "O dentista deve estar sempre pronto a responder aos desejos dos seus pacientes e deve reconhecer plenamente as obrigações envolvidas no cumprimento dos seus deveres para com eles". O código dentário seguiu o exemplo da medicina ao estabelecer a primazia do doente como premissa fundamental. A introdução ao código começa com a afirmação de que a confiança é especial e crítica para a posição que a medicina dentária ocupa na sociedade. O código menciona que são concedidos privilégios à profissão e que, em troca, a profissão irá aderir a "elevados padrões éticos de conduta". O preâmbulo apela mais uma vez aos dentistas para que mantenham os doentes como objetivo principal, salientando que os conhecimentos, aptidões e competência e os traços de carácter definem a pessoa profissional.

O Dental Council of India declarou um código de ética dentária que inclui: (1976) [17]

1. Declaração

Inscrever-se no registo de dentistas antes de iniciar a prática dentária e cumprir os regulamentos do conselho.

2. Deveres e obrigações dos dentistas em geral

Os dentistas devem estar conscientes do elevado carácter da sua missão e das responsabilidades que assumem no exercício das suas funções de profissionais de saúde independentes.

3. Manutenção de boas práticas clínicas

O objetivo principal da profissão de dentista é prestar um serviço à humanidade no pleno respeito pela dignidade da profissão e do homem.

4. Manutenção de registos médicos dentários

Todos os dentistas devem conservar os registos relevantes relativos aos pacientes e preservá-los durante um período mínimo de 3 anos a contar da data de início do tratamento, num formato determinado pelo conselho ou aceite como modo normalizado de documentação.

5. Prescrição de medicamentos

Todos os cirurgiões-dentistas devem ter o cuidado de prescrever e administrar medicamentos de forma responsável e garantir uma utilização segura e racional dos medicamentos.

6. Garantia da mais elevada qualidade nos cuidados prestados aos doentes.

Cada dentista deve assegurar um tratamento de qualidade que não comprometa o resultado do tratamento

7. Exposição a comportamentos pouco éticos

MISSÃO

1. A missão é fornecer os melhores cuidados de odontologia pediátrica na comunidade.
2. Estabelecer e manter uma relação duradoura com os pacientes infantis, os pais e o médico/pediatra da criança.
3. Manter os mais elevados padrões de ética e de cuidados aos doentes, sendo ao mesmo tempo profissional, alegre e centrado na satisfação dos doentes.

Comunicação inicial com os pais

No momento em que os pais fazem um primeiro contacto telefónico, a rececionista deve projetar o verdadeiro interesse do pessoal do consultório dentário pelo paciente infantil. Uma forma de o conseguir é oferecendo informações corretas de uma forma amigável em resposta aos pedidos de informação. Uma voz telefónica amigável transmite um sentimento de cordialidade para com os pais. A rececionista deve falar claramente num tom natural e bem modulado e deve conversar de forma eficiente mas sem pressa. A rececionista deve registar o nome completo e o apelido do doente, o nome de ambos os pais, a morada e os números de telefone.

Como abordar as crianças

Os dentistas pediátricos devem tentar seguir a aplicação das 04E a estes doentes pediátricos dentários e aos seus pais/cuidadores.

1. **Compromisso:** Alguns dentistas não se sentem muito à vontade com crianças. Deixe que os seus pacientes pediátricos façam sobressair a criança que há em si. Se o dentista for jovem de coração e tentar lembrar-se de como era brincar, pode ter mais facilidade em envolver as crianças para facilitar a comunicação com os doentes pediátricos.
2. **Empatia:** A empatia é apreciada em todas as idades e, por vezes, as expressões físicas são as que melhor a comunicam. Observa-se que a abordagem empática é a melhor para conseguir a cooperação da criança com ansiedade.
3. **Alistamento:** O ato de se vincular (intelectual ou emocionalmente) para adquirir a cooperação da criança e o apoio dos pais.
4. **Educação:** O dentista tem de estar empenhado em ajudar e educar os pacientes infantis e os pais sobre as condições de saúde oral, os procedimentos dentários e as técnicas de higiene oral adequadas. A educação parental é essencial para os cuidados de saúde auto-orais em casa, porque se verifica que as melhores práticas dos pais em casa se desenvolvem de forma semelhante nos seus filhos.

Atributos-chave para uma comunicação eficaz

1. O dentista deve ser considerado de confiança pelos pais e pela criança
2. Deve ser carinhoso e ter empatia
3. Deve possuir competências e conhecimentos especializados
4. Dedicação e empenho para com os pacientes
5. Ouvinte do paciente
6. Privacidade e confidencialidade

Conselhos de comunicação para crianças - John Purvis (2009)[15]

Sussurrar: Normalmente, as crianças ficam tão concentradas em tentar ouvir o que está a dizer que se esquecem do medo e concentram a sua atenção em si.
Nunca franzir o sobrolho: As crianças estão muito atentas às caraterísticas faciais e associam frequentemente o franzir de sobrolho a um problema. Podem ficar mais preocupadas, assustadas e tensas. Não hesite em pedir ajuda: Se tiver problemas em comunicar com uma criança, tente pedir a ajuda de uma enfermeira, de um fantoche, de um dos pais ou de um irmão como intermediário de comunicação.
Engodo: Identificar o doente correto e a extremidade correta são vencedores no bloco operatório, mas perguntar propositadamente sobre o doente errado ou a extremidade errada funciona muitas vezes bem na clínica para envolver os doentes pediátricos.
Pense em utilizar palavras mais suaves: Tenha atenção ao que diz; algumas palavras podem ter conotações negativas. O eufemismo é a técnica de modificação de comportamento mais comum utilizada na rotina pelos dentistas pediátricos. O eufemismo é uma palavra ou frase que suaviza um tópico desconfortável. Utiliza uma linguagem figurativa para se referir a uma situação sem ter de a confrontar. Por exemplo, dique de borracha em vez de impermeável, máquina de raios X como máquina fotográfica, radiografias como fotografias de dentes, anestesia como medicamento sonolento, peça de mão como comboio que apita, cáries como germes negros e selante como tinta para os dentes. A utilização destas palavras de reformulação é útil durante o tratamento do doente.

Faça um elogio: "Ei, hoje estás muito bem!" pode aquecer um adolescente tímido e desajeitado. Mas seja sincero; as crianças conseguem ver através de falsos elogios.
Ser um bom ouvinte: Todas as idades apreciam uma escuta atenta. Mostre que está a prestar atenção acenando com a cabeça, encorajando, reflectindo e resumindo. As crianças conseguem dizer as coisas mais engraçadas!
Observe a sua linguagem corporal: A sua posição corporal e atitude falam mais alto do que as suas palavras. Manter a distância em relação aos bebés, enquanto se inclina atentamente para os pais, pode ser um ato de equilíbrio.
Tenha em atenção o ambiente que o rodeia: O envolvimento é mais fácil quando os bebés estão num ambiente quente e tranquilo; quando as crianças têm brinquedos na sala e o colo dos pais para se sentarem; e quando os adolescentes não estão numa sala com ursos de peluche cor-de-rosa pintados nas paredes.
Seja pessoal: Tome nota de algo pessoal que possa acompanhar durante uma visita de regresso. "Como foi o acampamento da claque?" não só mostra que se preocupa, como também pode abrir novas vias de comunicação.[15]

CONTROLO DAS INFECÇÕES

O controlo das infecções é o termo utilizado para descrever a prevenção da transmissão de doenças dos doentes para o pessoal, do pessoal para o doente e de um doente para outro. Qualquer procedimento de controlo de infecções não só protege os prestadores de cuidados de saúde, como também protege os doentes. As crianças são susceptíveis a infecções que são evitadas em doentes mais velhos através de vacinação ou exposição natural prévia. Consequentemente, os agentes patogénicos nosocomiais e os locais de infeção associados aos cuidados de saúde mais comuns nas crianças diferem dos observados nos adultos. A ingenuidade imunológica das crianças pequenas, especialmente dos recém-nascidos, traduz-se numa maior suscetibilidade a muitas infecções com consequências importantes para a saúde, bem como em taxas mais elevadas e numa duração mais longa de eliminação de microrganismos. Em particular, as infecções por vírus respiratórios, o rotavírus, o vírus da varicela zoster e a tosse convulsa representam desafios persistentes nos hospitais pediátricos. Factores específicos, como a utilização de leite materno, brinquedos ou animais de terapia, estão associados a um risco acrescido de infecções associadas aos cuidados de saúde. Analisamos o aparecimento de organismos resistentes aos antimicrobianos e as estratégias de prevenção das infecções associadas aos cuidados de saúde no contexto pediátrico.[18]
O dentista e o pessoal dentário estão sempre expostos a uma grande variedade de organismos infecciosos na saliva e no sangue dos seus doentes. Estes organismos infecciosos podem incluir vírus como o vírus da hepatite B, herpes simplex, varicela, VIH-I, citomegalovírus, etc. Bactérias como Mycobacterium tuberculosis, estreptococos sp., estafilococos sp. e fungos como Candida albicans. Estes microrganismos podem infetar o trato respiratório, pelo que é necessário recorrer a procedimentos de controlo de infecções e à prevenção para evitar a propagação da doença, mesmo no caso do vírus da COVID-19, que parece ser transmitido de pessoa para pessoa e ocorre principalmente através do contacto próximo com pessoas sintomáticas afectadas pela COVID-19. Este facto tem um enorme impacto na prática dentária e na sua saúde.[19]
Especialmente para dentistas e profissionais de saúde que efectuam procedimentos geradores de aerossóis. A saliva pode ter um papel fundamental na transmissão de pessoa para pessoa.[20] Pode haver vários modos, como a saliva, o sangue e o ar, através dos quais a infeção se pode propagar numa clínica dentária, pelo que o médico e o seu pessoal devem seguir orientações adequadas para o controlo da infeção. Além disso, nem todos os doentes infectados podem ser identificados através da história clínica, do exame físico ou de testes laboratoriais, pelo que o Center for Disease Control (Centro de Controlo de Doenças) recomenda que as precauções relativas ao sangue e aos fluidos corporais sejam utilizadas de forma consistente, tanto para os doentes como para os médicos, antes de qualquer procedimento cirúrgico; estas precauções são designadas por precauções universais.[21]

1) CONTROLO DE INFECÇÕES PARA DENTISTAS E EQUIPAS DENTÁRIAS

Aquando da contratação, devem ser efectuados controlos para garantir que o pessoal de saúde dentária está devidamente imunizado. Para evitar o contacto com salpicos, corpos estranhos (como fragmentos de amálgama) e aerossóis, os profissionais de saúde dentária devem posicionar corretamente os doentes e utilizar diques de borracha, evacuadores de alta velocidade e barreiras de proteção individual.

a. Revestimentos de proteção Uniformes

Os doentes com uma doença respiratória aguda podem apresentar-se para um problema dentário agudo em ambulatórios dentários. O principal objetivo do controlo infecioso é evitar a transmissão da doença. A diretriz sobre a COVID-19 - orientação para as equipas dentárias e também as diretrizes da Associação Dentária Americana (ADA) para dentistas recomendam que os pacientes diagnosticados com um caso "possível" ou "confirmado" que se apresentem com um problema dentário agudo que requeira cuidados dentários urgentes, terão de ser encaminhados para tratamento num contexto adequado com medidas de prevenção e controlo de infecções. Devem ser tomadas precauções padrão com todos os pacientes, em qualquer altura. Os Centros de Controlo de Doenças (CDC) recomendam uma abordagem em várias etapas que começa antes de o paciente chegar ao consultório e inclui orientações relativas à sua chegada e durante todo o período de presença do paciente afetado no consultório.[22] Os uniformes devem ser mudados regularmente. O kit de EPI ou os aventais devem ser usados durante os procedimentos susceptíveis de provocar salpicos ou salpicos de sangue (Figura 15).

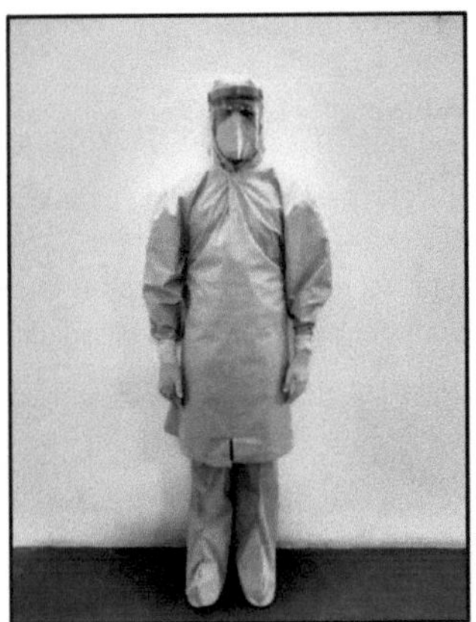

Figura 15: Kit de EPI de cobertura protetora

Proteção das mãos Devem ser usadas luvas para procedimentos que envolvam o contacto com sangue, saliva ou membranas mucosas. Deve ser utilizado um novo par de luvas para cada doente. Se uma luva estiver danificada, deve ser substituída imediatamente. As mãos devem ser lavadas cuidadosamente com um sabão líquido desinfetante patenteado antes e imediatamente após a utilização de luvas. Recomenda-se a utilização de toalhas de papel descartáveis para secar as mãos. Quaisquer cortes ou abrasões nas mãos ou nos pulsos devem ser sempre cobertos com pensos adesivos impermeáveis. O kit convencional de EPI (Equipamento de Proteção Individual) com um toque de amigo da criança que incluía a incorporação de personagens de desenhos animados famosos e emoticons para fazer a criança feliz (Figura 16). O dentista realizou este procedimento num ambiente estéril, seguindo os protocolos de higienização, e com o kit de EPI personalizado houve uma resposta esmagadora da criança, que foi submetida ao procedimento de tratamento sem qualquer sinal de ansiedade ou medo.[23]

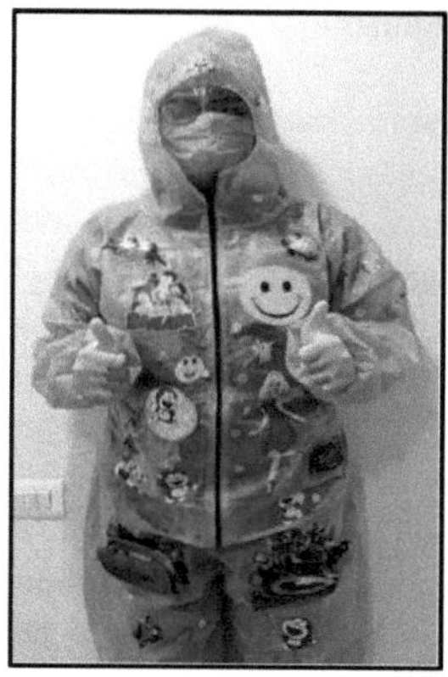

Figura 16: EPI personalizado

b. Barreiras de proteção individual

A barreira de proteção pessoal é obrigatória e inclui luvas, máscara bucal e facial, touca e óculos. Os operadores e os assistentes de cirurgia dentária de apoio próximo devem usar óculos de proteção, máscaras ou protectores faciais para proteger os olhos contra os salpicos e aerossóis que podem ocorrer durante a preparação da cavidade, a destartarização e a limpeza dos instrumentos (Figura 17).

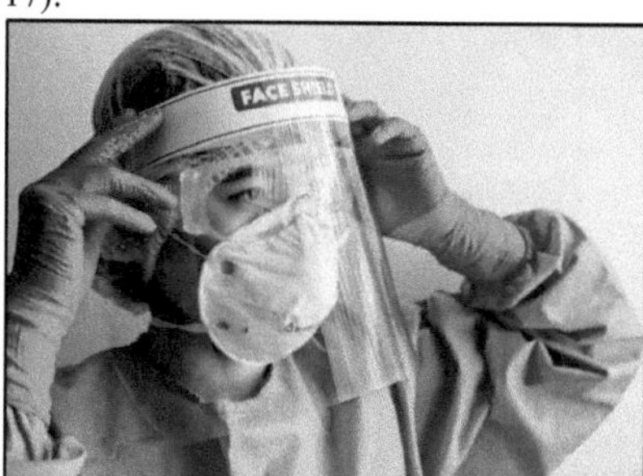

Figura 17: Barreiras de proteção individual

Os protectores faciais são os inconfundíveis protectores de plástico que protegem os olhos e o rosto, são mais simples de usar e um grupo de especialistas afirma que os protectores faciais podem suplantar as máscaras como um obstáculo cada vez mais agradável e progressivamente bem sucedido à COVID-19. As protecções faciais são úteis para impedir que as gotículas respiratórias se espalhem do utilizador para os outros.[24]

Muitos estudos demonstraram que o ambiente do espaço de trabalho dos dentistas pode estar altamente contaminado com sangue, saliva e aerossóis. Os profissionais de saúde dentária têm, portanto, um elevado risco de infeção. A possível transferência de infeção pode ocorrer através do contacto direto com sangue, saliva e tecidos ou através do contacto indireto com instrumentos e superfícies contaminados ou através de aerossóis, que contêm partículas contagiosas. Proteção dos olhos com protecções laterais sólidas ou uma viseira facial para proteger as membranas mucosas dos olhos.[25] Os óculos devem ser colocados antes da aplicação das luvas e retirados após a remoção das luvas (Figura 18). Devem ser colocados sobre uma toalha de papel e pulverizados com um desinfetante à base de água durante pelo menos 5 minutos, enxaguados e secos. O cabelo deve ser coberto com uma touca cirúrgica. O vestuário de proteção deve ser retirado antes de abandonar a área de trabalho.

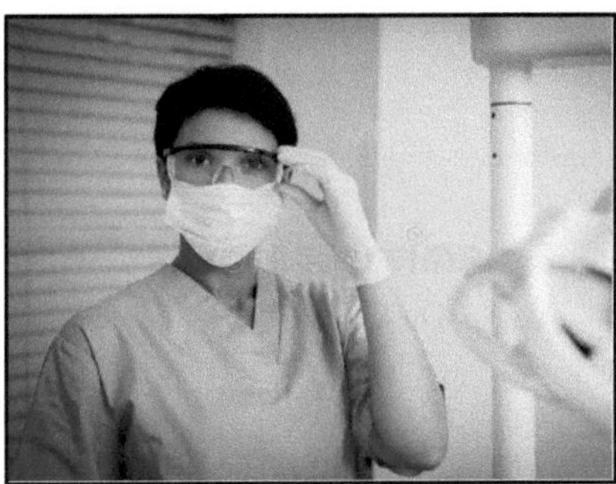

Figura 18: Óculos de proteção

c. Higiene das mãos

As mãos devem ser lavadas antes e depois de tratar cada doente. Após tocar com as mãos nuas em objectos inanimados susceptíveis de serem contaminados por sangue ou saliva. Antes de sair do consultório dentário, a lavagem das mãos é importante para a higiene individual. A assepsia de rotina das mãos deve ser efectuada com água e agentes anti-sépticos como a clorexidina, o iodo e os iodóforos, o triclosan ou fricções à base de álcool das pontas dos dedos até ao pulso durante pelo menos 15 segundos. Devem ser utilizados sabonetes líquidos com controlos sem mãos (Figura 19). A lavagem das mãos e os toalhetes cutâneos são as principais técnicas que têm sido utilizadas para a recolha de amostras de exposição cutânea. Ambas as técnicas removem os produtos químicos depositados ou transferidos para a camada contaminante da pele através de uma combinação de acções químicas e mecânicas.[26]

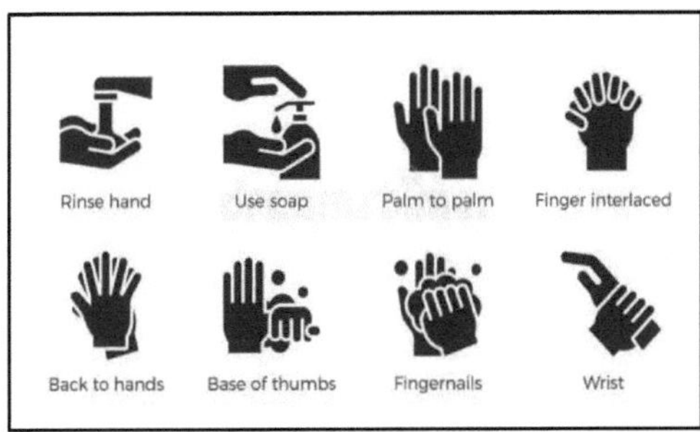

Figura 19: Etapas da lavagem das mãos

As loções que contêm petróleo ou outros óleos emolientes podem afetar a integridade das luvas e não devem ser utilizadas. As áreas limpas e sujas da prática devem ser claramente identificadas para reduzir o risco de contaminação cruzada.

2) CONTROLO DE INFECÇÕES PARA O DOENTE

a. Através da colocação de campos cirúrgicos: O objetivo dos campos cirúrgicos é isolar as áreas cirúrgicas de outras partes do corpo que não tenham sido preparadas para a cirurgia e também do equipamento não esterilizado do bloco operatório e do pessoal cirúrgico. Os métodos mais eficazes para isolar a boca do local da cirurgia são a utilização de uma barreira adesiva de plástico transparente contra os microrganismos. O adesivo é pressionado firmemente à volta da face inferior e do lábio inferior, impedindo a entrada de saliva no local da cirurgia.
local.

b. Através da preparação da peça cirúrgica: O objetivo da preparação da peça cirúrgica é reduzir a contaminação pela flora oral normal do próprio doente e pelas bactérias resistentes adquiridas no ambiente hospitalar. O local da cirurgia não pode ser esterilizado com esta preparação da peça cirúrgica, mas a ação de limpeza grosseira do centro do local da cirurgia para fora do centro cirúrgico reduz significativamente a incidência de infeção pós-operatória. Uma preparação da peça circum-oral deve preceder o procedimento cirúrgico intra-oral para evitar a transferência do microrganismo resistente da pele para a ferida intra-oral. A preparação da pele para a cirurgia deve ser efectuada durante 5 minutos. A pele dos doentes no local da operação é rotineiramente limpa com soluções anti-sépticas no bloco operatório antes de serem feitas as incisões cirúrgicas. Esta limpeza da pele com um antissético tem como objetivo reduzir os microrganismos presentes na pele e, por conseguinte, reduzir o risco de infeção da ferida cirúrgica. Não se sabe se um tratamento anti-sético é melhor do que outro(s) na prevenção de infecções, pelo que a nossa equipa examinou as provas da preparação anti-séptica da pele antes de uma cirurgia limpa.[27] As seguintes soluções são utilizadas para a preparação de peças cirúrgicas.

i. Composto iodofórico
il. Preparação de soluções de hexaclorofeno
iii. Solução de clorexidina a 0,2 por cento
iv. Colutório com fenol-álcool
v. Betadine para lavagem oral

Para a pele
Como preparação de peças cirúrgicas intra-orais

3) ESTERILIZAÇÃO DE INSTRUMENTOS E EQUIPAMENTOS DENTÁRIOS:

1) Limpeza antes da esterilização
2) Esterilização
3) Armazenamento

Os desinfectantes aprovados pela Organização Nacional de Controlo da SIDA são:[28]

1) Iodopovidona - 1%

2) Hipoclorito de sódio - 5%

3) Glutaraldeído - 2%
São quatro os métodos de esterilização aceites numa clínica dentária:

1) Pressão de vapor
2) Pressão de vapor do produto químico
3) Esterilização por calor seco
4) Esterilização por óxido de etileno

a. Esterilização de instrumentos:

Devem ser tomadas precauções

1. Antes de iniciar qualquer procedimento cirúrgico orodentário, o cirurgião-dentista pede sempre uma história clínica completa, incluindo perguntas sobre doenças actuais e passadas, medicação, perda súbita de peso, adenopatia linfática, lesão dos tecidos moles orais ou outras infecções.
2. O técnico de limpeza de instrumentos dentários deve lavar os instrumentos reutilizáveis numa máquina de lavar ultra-sons e usar máscara pesada, luvas, vestuário de proteção e óculos para proteger eventuais ferimentos por perfuração e salpicos.
3. Esterilização dos instrumentos: Esterilizar todos os instrumentos orodentários reutilizáveis que entram em contacto com tecidos orais, saliva ou sangue. Os instrumentos de metal devem ser esterilizados em autoclave a vapor ou em forno de calor seco.

Os instrumentos sensíveis ao calor são esterilizados por vapores químicos como o óxido de etileno ou o gás de formalina. Os instrumentos sensíveis ao calor podem necessitar de até 10 horas para serem esterilizados num agente químico líquido. O teste de esporos ou o teste do indicador químico deve ser efectuado semanalmente para verificar a esterilidade do instrumento ou do esterilizador. A natureza única dos procedimentos dentários, dos instrumentos e dos locais de prestação de cuidados aos doentes exige estratégias específicas orientadas para a prevenção da transmissão de doenças entre os profissionais de saúde dentária e os seus doentes. Todos os instrumentos devem ser cuidadosamente limpos antes da esterilização, enxaguando e esfregando com detergente e água. Devem ser evitados salpicos de água. Devem ser usadas luvas resistentes e, se for caso disso, uma proteção facial. Os artigos que penetram nos tecidos devem ser esterilizados num autoclave ou num esterilizador de ar quente. Os artigos que tocam as mucosas, mas não penetram nos tecidos, devem ser igualmente esterilizados pelo calor ou, se não for possível, desinfectados, por exemplo, por imersão em solução de glutaraldeído a 2% num recipiente fechado, de acordo com as instruções do fabricante. Todos os resíduos químicos devem ser removidos por enxaguamento completo antes de serem utilizados ou armazenados. As peças de mão, as inserções/pontas do scaler ultrassónico e as pontas das seringas de ar-água, se forem destacáveis, devem ser lavadas durante 30 segundos, desmontadas, limpas, lubrificadas, se necessário, e autoclavadas entre doentes. (As peças de mão, etc. deixadas durante a noite devem ser deixadas a descarregar água durante dois minutos no início do dia). As peças de mão devem ser descontaminadas depois de serem utilizadas em cada doente. As peças de mão também devem ser autoclavadas ou esterilizadas com óxido de etileno. As peças de mão que não podem ser

autoclavadas são desinfectadas com um agente virucida adequado.
Após a esterilização, todos os instrumentos devem ser armazenados em recipientes limpos para evitar a recontaminação. Os instrumentos cirúrgicos e endodônticos devem ser mantidos em recipientes fechados. Pode ser necessário voltar a esterilizá-los imediatamente antes de serem utilizados e deve ter-se o cuidado de assegurar que os instrumentos estão frios antes de serem utilizados. As superfícies operatórias tocadas repetidamente devem ser protegidas com barreiras (recomenda-se a utilização de películas aderentes). As linhas de água da unidade dentária devem ser lavadas durante 2 minutos no início de cada dia e durante 20-30 segundos entre doentes. Os banhos de limpeza por ultra-sons constituem um método eficaz para a limpeza de instrumentos de aço inoxidável e metal intrincados, articulados ou serrilhados e de artigos muito sujos. O armazenamento de instrumentos embalados deve ser efectuado em bolsas seladas depois de estarem secos. As brocas devem ser limpas de detritos, autoclavadas ou imersas permanentemente em glutaraldeído a 2%. As limas e os alargadores devem ser autoclavados depois de removidos os resíduos e desinfectados. As impressões devem ser cuidadosamente lavadas com água da torneira e pulverizadas com um desinfetante como o glutaraldeído a 2% e, em seguida, enxaguadas novamente antes de verter o molde.[29]

b. Artigos de laboratório

As impressões e os aparelhos devem ser bem enxaguados para remover todo o sangue e detritos visíveis. Devem ser usadas luvas ao manusear as impressões e os modelos de vazamento. Alguns tipos de material de moldagem (silicone, polissulfureto) podem ser desinfectados por imersão total em glutaraldeído (2%) ou hipoclorito de sódio (0,1%).[29] Outros materiais (alginato, poliéter) podem ser desinfectados por imersão durante alguns segundos em hipoclorito de sódio (0,1%), devendo depois ser envolvidos numa toalha de papel saturada de hipoclorito e mantidos num recipiente fechado durante o tempo de desinfeção recomendado.

c. Gestão de instrumentos cortantes

Instrumentos afiados e agulhas Os instrumentos afiados e as agulhas devem ser manuseados com muito cuidado para evitar ferimentos involuntários. As agulhas e as seringas devem ser colocadas num tabuleiro. De preferência, as agulhas devem ser cortadas com cortadores de agulhas. Deve ser feita a documentação de um ferimento provocado por objeto cortante e este deve ser tratado através de profilaxia e imunização. As agulhas nunca devem ser reencapadas utilizando ambas as mãos em contacto direto ou através de qualquer outra técnica que implique mover a ponta de uma agulha usada em direção a qualquer parte do corpo. A agulha pode ser reencapada colocando a tampa no tabuleiro, colocando a tampa num dispositivo de reaquecimento ou segurando a tampa com uma pinça antes de introduzir a agulha na tampa. A tampa da agulha deve ser retirada perto do local da injeção. A agulha deve ser eliminada de forma segura.

d. Autoclavagem

Um autoclave é um recipiente selado e uma grande panela de pressão; funciona utilizando vapor sob pressão como agente esterilizante. A pressão elevada permite que o vapor atinja temperaturas elevadas, aumentando assim o seu teor de calor e o seu poder de esterilização. A maior parte do poder de aquecimento do vapor provém do seu calor latente de vaporização. A esterilização a vapor é o método mais prático para esterilizar dispositivos médicos reutilizáveis em instituições de cuidados de saúde porque é letal para os agentes patogénicos, é rápida e não é tóxica.[30] Todos os outros instrumentos, tais como instrumentos de cabo longo, pinças de extração, peça de algodão, tabuleiro, pano, etc., são esterilizados através do procedimento de autoclavagem. No autoclave, a esterilização é efectuada quando o instrumento é mantido a uma pressão de 15 lbs a 120°C durante pelo menos 15 minutos (Figura 20).

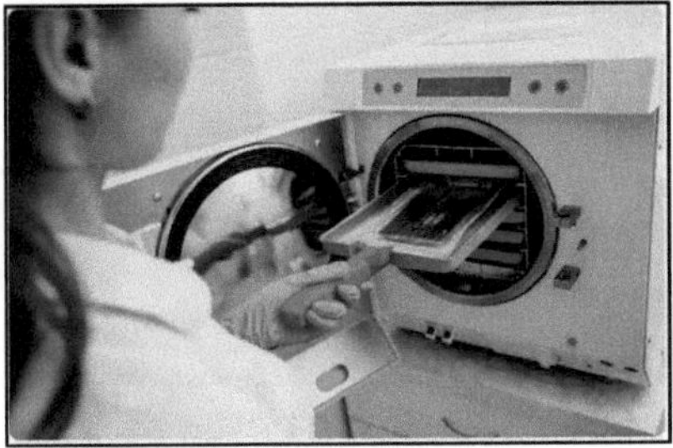

Figura 20: Processo de esterilização em autoclave

e. Esterilização da Guta-percha

A guta-percha pode ser esterilizada mergulhando-a em hipoclorito de sódio a 5,2% durante 1 minuto e depois enxaguando o cone com H2O2. Frank e Pellieu demonstraram que o hipoclorito de sódio a 5,2 por cento é 5 vezes mais eficaz do que a esporicidina.[31]

f. Esterilização do cone de prata

Pode ser feito colocando o cone no esterilizador de sal quente durante 5 segundos ou passando o cone de prata mergulhado em álcool sobre o bico de Bunsen.

g. Esterilização de placas de vidro ou pratos Dappen

As placas de vidro ou os pratos humedecidos podem ser esterilizados esfregando a superfície com tintura de thimersal seguida de uma dupla passagem com álcool. Como não podem ser esterilizados em autoclave, é preferível desinfetar as placas de vidro ou os pratos Dappen com álcool duas ou três vezes.

h. Esterilização por câmara de gás formalina

Recomenda-se que apenas os instrumentos húmidos sejam mantidos na câmara de gás formalina porque o gás formalina tem de estar na forma de solução aquosa para penetrar no protoplasma do microrganismo para uma esterilização eficaz. Assim, o gás formalina actua como veneno para o protoplasma.

i. Esterilização por feixe de laser

Hooks, et al. descobriram que a exposição de um instrumento endodôntico infetado durante 3 segundos a um raio laser é suficiente para destruir a microbiota, incluindo os esporos

4) GESTÃO DE RESÍDUOS CLÍNICOS

Os resíduos biomédicos devem ser geridos de acordo com as diretrizes nas clínicas dentárias. A gestão segura e sustentável dos resíduos biomédicos (RMB) é da responsabilidade social e legal de todas as pessoas que apoiam e financiam actividades de cuidados de saúde. A gestão eficaz dos RMB é obrigatória para garantir a saúde dos seres humanos e um ambiente mais limpo.[32] Os artigos infecciosos para incineração devem ser deitados fora em sacos amarelos. Todos os artigos de plástico devem ser deitados fora em sacos vermelhos. Os materiais não infecciosos devem ser eliminados em sacos pretos (Figura 21).

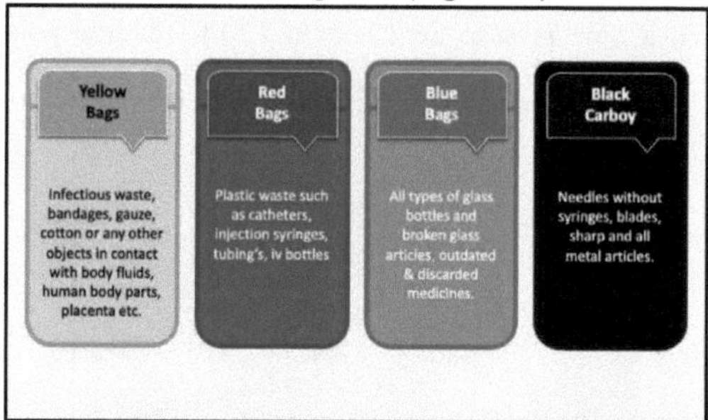

Figura 21: Gestão de resíduos biomédicos

A amálgama deve ser eliminada em contentores especiais. Devem ser tomadas precauções em relação a agulhas e outros instrumentos cortantes.

a. Eliminação de resíduos

Os objectos cortantes, incluindo agulhas e bisturis, e os cartuchos de anestésicos locais devem ser colocados em recipientes à prova de perfuração, que devem ser selados de forma segura. Estes, juntamente com todos os resíduos médicos, devem ser eliminados em sacos vermelhos, bem fechados. Os sacos de plástico vermelhos devem ser recolhidos por um serviço de recolha especial para hospitais e clínicas. Os resíduos não infecciosos devem ser eliminados em sacos de plástico pretos grossos e bem fechados. Os resíduos líquidos devem ser cuidadosamente despejados num ralo e depois lavados com água. Devem evitar-se salpicos e salpicos.

b. Opções de minimização de resíduos

A minimização de resíduos inclui muitas actividades de redução na fonte ou de reciclagem por parte do produtor que resultam na redução da quantidade ou da toxicidade dos resíduos perigosos, de acordo com o objetivo de minimizar as ameaças presentes e futuras à saúde e ao ambiente. A população da Índia está em perigo, uma vez que não está a ser efectuada uma eliminação controlada dos resíduos. Em muitos países, foram introduzidas leis e diretrizes necessárias para permitir uma eliminação de resíduos respeitadora do ambiente. Há uma necessidade urgente de educar e informar todas as pessoas ligadas aos hospitais e à população em geral.

MANUTENÇÃO DA CLÍNICA DENTÁRIA

A quantidade de trabalho necessária para a limpeza e manutenção de rotina do seu consultório dentário pode parecer avassaladora. Magicamente, o trabalho parecerá de repente muito mais fácil de gerir se fizer um planeamento adequado.

Gestão do tempo e dos compromissos

Para orientar os pais na escolha da hora mais conveniente para a consulta do seu filho, a rececionista deve estar preparada com informações que justifiquem o agendamento.

As consultas matinais são preferíveis num doente jovem porque a criança estará fresca e ativa. A duração da consulta deve ser o mais curta possível (de preferência menos de 30 minutos). As crianças não devem ser obrigadas a esperar demasiado tempo na área de receção antes do procedimento dentário, uma vez que isso as deixará inquietas. Há certos factores que afectam o comportamento da criança, que estão sob o controlo do dentista.

Uma agenda de marcações deve ser bem planeada e eficazmente concebida com o esquema para toda a semana. Existem muitas aplicações excelentes que podem ajudar os dentistas modernos a ganhar eficiência e eficácia na gestão dos seus consultórios dentários.[33] As consultas longas devem ser intercaladas com as mais curtas, de modo a serem confortáveis para o paciente. Deve ser estabelecido um horário definido para o início e a conclusão da consulta. A integração de software de agendamento pode poupar horas de tempo e dinheiro à clínica.

Criação de um sistema de registo adequado

Deve incluir a história clínica, as principais queixas, as investigações aconselhadas e efectuadas, o diagnóstico e o plano de tratamento, o horário das consultas e os honorários cobrados e recuperados. Para este efeito, pode ser utilizado um computador e um bom software. É legalmente obrigatório que o dentista mantenha registos adequados. Os registos dentários consistem em documentos relacionados com a história da doença atual, o exame clínico, o diagnóstico, o tratamento efectuado e o prognóstico. Um conhecimento profundo dos registos dentários é essencial para o dentista praticante, porque não só tem uma aplicação forense, mas também uma implicação legal no que diz respeito aos seguros e ao consumo (Figura 22).[34]

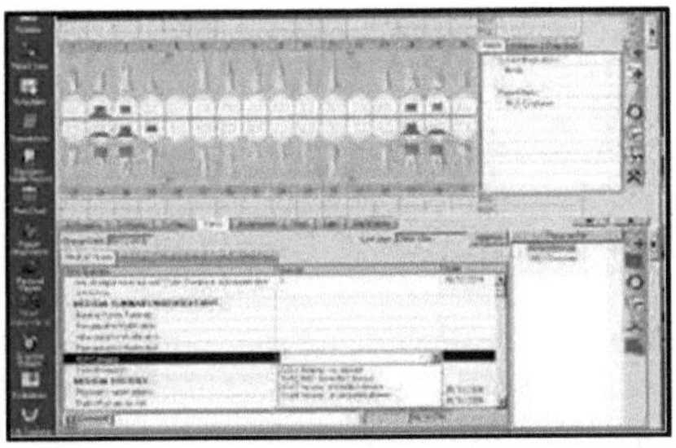

Figura 22: Sistema de registo de doentes

MANUTENÇÃO DE EQUIPAMENTO DENTÁRIO

1) MANUTENÇÃO DO EQUIPAMENTO DENTÁRIO: NO INÍCIO DE CADA DIA

a. Limpar as peças de mão e as seringas

As peças de mão e as seringas de ar/água devem ser limpas antes de qualquer outra tarefa para evitar a contaminação cruzada (Figura 23). O Spray de óleo lubrificante para peças de mão é um spray de óleo utilizado para limpar e lubrificar todas as peças de mão, contra-ângulos e turbinas.

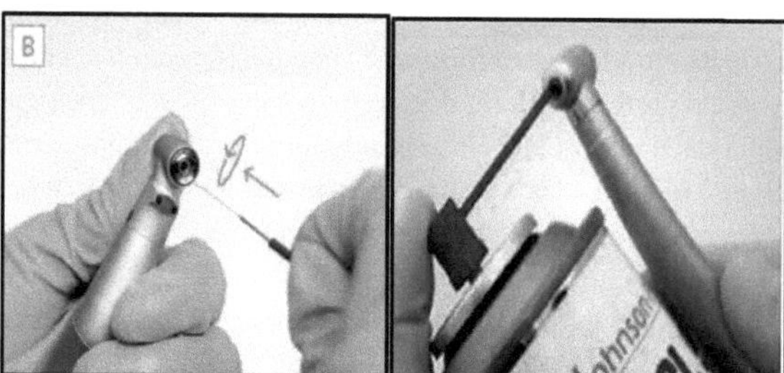

Figura 23: Limpeza da peça de mão

Isto deve ser feito antes de qualquer outra tarefa, de modo a evitar problemas de contaminação cruzada mais tarde. Se possível, execute estes passos utilizando uma máquina de limpeza ultra-sónica ou um esterilizador a vapor.

b. Inspecionar o abastecimento de água e garantir que é adequado e está limpo

Certifique-se de que todas as peças da máquina foram cuidadosamente limpas antes de a utilizar. Verifique se existem fugas à volta da unidade e certifique-se de que não existem detritos alojados no interior. Verifique também se há sinais de corrosão, que podem indicar potenciais problemas no futuro.

c. Encher a cuba de limpeza por ultra-sons

Certifique-se de que está a utilizar um recipiente esterilizado quando encher o seu ultrassom. Também pode ser útil adicionar um pouco de água destilada para ajudar a evitar a acumulação de minerais.

d. Verificar se o tubo de sucção tem dobras ou obstruções

Se houver detritos no tubo, lave-o. Isto ajuda a evitar bloqueios que podem causar bolhas de ar no interior do tubo e dificultar a remoção da placa bacteriana dos dentes.

e. Limpar a unidade dentária e a área circundante

Limpe todas as superfícies da unidade dentária e à sua volta, incluindo o chão por baixo do lavatório onde a máquina assenta. Não deve haver qualquer acumulação nestas áreas.

f. Higienizar todos os equipamentos e superfícies

Utilize uma solução desinfetante, como peróxido de hidrogénio ou toalhetes com álcool, para limpar todos os seus instrumentos e materiais antes de os voltar a utilizar. Certifique-se de que enxagua tudo muito bem depois de utilizar cada instrumento.

g. Verificar os níveis do esterilizador antes de o ligar

O nível do reservatório que contém a água esterilizada para a limpeza é importante porque, se não for suficiente, não só as bactérias crescerão, como também o bolor! Se parecer sujo, substitua o cartucho do filtro.

h. Certificar-se de que todos os contentores de resíduos estão vazios e limpos

Certifique-se de que dispõe de um local seguro para eliminar as agulhas usadas e outro equipamento médico. É preferível utilizar caixas de eliminação de material cortante ou caixotes de lixo fornecidos especificamente para o efeito. Estes devem ser esvaziados regularmente e cuidadosamente limpos. Estes passos simples ajudam a evitar a contaminação cruzada entre doentes.

i. Ligar os sistemas de compressor de ar e a válvula de água principal

Se a sua clínica tiver ar comprimido centralizado, certifique-se de que está ligado antes de iniciar qualquer trabalho. O mesmo se aplica às válvulas mestras de abastecimento de água; se estas não estiverem a funcionar corretamente, pode haver consequências graves. Verifique todo o equipamento antes de iniciar os trabalhos.

2) MANUTENÇÃO DO EQUIPAMENTO DENTÁRIO: NO FINAL DE CADA DIA

A causa mais comum de uma falha num autoclave dentário é a acumulação de detritos dentro da câmara de vapor. Isto inclui instrumentos de limpeza, tais como scalers, unidades ultra-sónicas, brocas, etc., para além de outros itens que podem necessitar de limpeza regular, incluindo peças de mão, tubos de sucção, lâmpadas, espelhos e cadeiras.

Os desinfectantes estão disponíveis ao balcão nas farmácias e supermercados. Limpar todas as superfícies com um pano ou toalhete antibacteriano. Desligue as garrafas de óxido nitroso e de oxigénio. Estes gases podem causar danos se se derramarem no ambiente do seu escritório. As válvulas das garrafas também devem ser fechadas antes de sair do escritório.

a. Manutenção da cadeira dentária

A cadeira dentária é um dos equipamentos mais caros de um consultório dentário. Para além de ser uma medida de precaução contra a COVID-19, esta manutenção ajudará a manter o aspeto e o acabamento do equipamento e garantirá a durabilidade e a vida útil máxima das suas superfícies. Não há dúvida de que uma manutenção cuidadosa e um serviço regular são imperativos para tirar o máximo partido da sua cadeira dentária. Ter uma cadeira dentária com manutenção de rotina e um pessoal bem formado é a chave para gerir uma cadeira dentária. A vida útil efectiva de uma cadeira de dentista também é influenciada pelo ambiente, pelo grau de utilização, pela frequência de limpeza e manutenção, pela manutenção preventiva dos componentes de "desgaste" de serviço normal. Lavagem regular através de peças de mão e seringas de ar/água. Lubrificar as peças da cadeira de dentista, desinfetar depois de cada doente, passar o aspirador, limpar as armadilhas da unidade de distribuição, tudo isto deve ser feito diariamente. A limpeza regular da cadeira dentária é efectuada de acordo com as seguintes medidas: o equipamento pode ser limpo com uma solução de detergente suave e água morna. Está disponível uma variedade de desinfectantes de superfícies para utilização em salas de tratamento dentário, mas alguns deles podem provocar a descoloração de superfícies de plástico, pintadas, chapeadas ou anodizadas com a utilização repetida. Isto pode ser minimizado através do cumprimento cuidadoso das instruções do fabricante do desinfetante e da lavagem frequente com detergente suave e água. Não utilize produtos de limpeza em pó, esfregões ou esfregões abrasivos em nenhuma das superfícies pintadas, de plástico ou de metal desta unidade dentária. Para remover material seco, utilize uma escova de cerdas macias e uma solução de detergente suave.

b. Técnica de barreira para cadeira de dentista

Sempre que possível, devem ser utilizadas barreiras descartáveis, que devem ser mudadas entre doentes. A técnica da barreira assegurará a máxima durabilidade a longo prazo das superfícies e dos acabamentos do equipamento.

c. Armazenar o equipamento num local seco

Isto inclui quaisquer instrumentos que possam entrar em contacto com saliva ou sangue, tais como brocas, brocas, serras, etc. Devem ser sempre guardados longe da luz solar direta. Os consultórios dentários dispõem frequentemente de armários especificamente concebidos para guardar estes artigos.

d. Limpar o equipamento com desinfetante

Isto inclui a limpeza de instrumentos como destartarizadores, unidades ultra-sónicas, brocas, etc. Limpar as superfícies de trabalho; limpar todas as superfícies com um toalhete ou pano antibacteriano. Desligue as garrafas de óxido nitroso e de oxigénio. Estes gases podem causar danos se se derramarem no ambiente do consultório. As válvulas das garrafas também devem ser fechadas antes de sair do escritório. Para além de outros artigos que podem necessitar de limpeza regular, incluindo peças de mão, tubos de sucção, lâmpadas, espelhos e cadeiras. Os desinfectantes estão disponíveis ao balcão nas farmácias e supermercados (Figura 24).

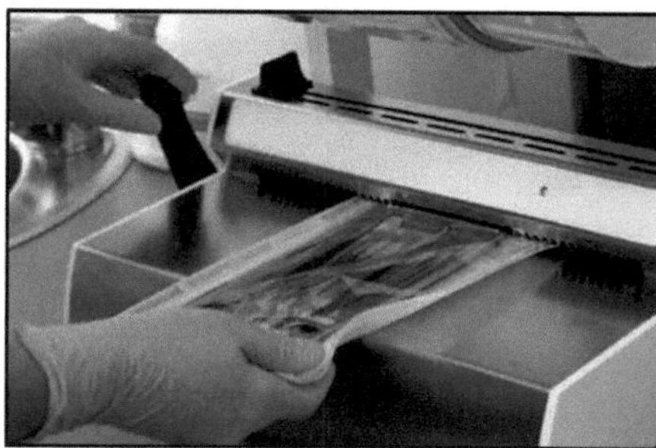

Figura 24: Preparação de instrumentos para esterilização

e. Limpar e lubrificar as válvulas e os o-rings

Isto aplica-se aos evacuadores de grande volume e às válvulas de ejeção de saliva. Terá de desmontar as peças para poder limpar cuidadosamente todas as superfícies.

f. Esvaziar e limpar a máquina de ultra-sons

A limpeza da máquina remove quaisquer detritos deixados por cirurgias anteriores. Não se esqueça de desligar a alimentação eléctrica antes de drenar a solução. Certifique-se de que não coloca quaisquer peças diretamente no fundo do tanque, uma vez que isso pode aumentar a probabilidade de erosão por cavitação. Pode utilizar um tabuleiro ou cesto para guardar as peças na unidade.

g. Desligar todas as unidades de distribuição

Desligue o seu equipamento e instrumentos, incluindo todos os raios X, scalars, polidores de ar, vácuo, esterilizadores, sistemas de compressores de ar, etc.

h. Reabastecer os fornecimentos conforme necessário

Verificar os níveis de stock e reabastecer com novos artigos sempre que necessário. Se estiver a utilizar um autoclave, certifique-se de que existe água suficiente disponível para a produção de vapor durante o ciclo de esterilização.

3) MANUTENÇÃO DO EQUIPAMENTO DENTÁRIO: TAREFAS SEMANAIS

No final de cada dia, é boa prática verificar os níveis de stock e repor os materiais necessários para o dia seguinte com o equipamento de funcionamento adequado na clínica dentária. Além disso, é preferível manter a área clínica livre de microrganismos e de infecções, com uma manutenção semanal.

a. Limpar o esterilizador a vapor

A causa mais comum de avaria é a acumulação de detritos na câmara de vapor, o que pode levar ao entupimento e ao sobreaquecimento. Assegurar uma ventilação adequada para evitar a produção de fumo.

b. Limpar e lubrificar os componentes de aspiração

Dispositivos como os evacuadores de grande volume e o Canister têm de ser desmontados e limpos regularmente com aspiradores de linha. A tubagem e os colectores da unidade de distribuição também devem ser verificados periodicamente quanto a fugas ou sinais de desgaste - substituir se necessário. Verificar também a necessidade de reabastecimento dos mesmos.

c. Verificar se os cabos eléctricos estão gastos e desgastados

Verifique o comprimento de qualquer cabo que ligue os seus instrumentos. Também pode verificar se estão desgastados nas extremidades, puxando os fios para fora. Isto garante que ninguém toca num fio carregado de eletricidade com a pele nua.

d. Verificar o óleo dos compressores e drenar o depósito

Se não tiver instalado uma função de drenagem automática na sua unidade de compressor, terá de drenar o reservatório do compressor manualmente.

4) MANUTENÇÃO DO EQUIPAMENTO: TAREFAS MENSAIS

a. Verificar os HVE (evacuadores de grande volume) e as válvulas ejectoras de saliva

Verifique se o corpo da válvula apresenta fissuras ou danos que possam permitir a entrada de germes no sistema e retire a junta de borracha à volta da haste da válvula e inspeccione-a para verificar se existem furos ou rasgões no material.

b. Inspecionar o equipamento para verificar o seu desgaste

Inspeccione todos os componentes da máquina, incluindo a peça de mão, a seringa, o conjunto do motor, as ligações eléctricas, etc., para detetar sinais de desgaste. Substitua as peças gastas, se necessário.

c. Manutenção de máquinas de raios X :

É importante manter uma imagem de qualidade nas suas radiografias. Os ecrãs são limpos com um produto de limpeza de ecrãs intensificadores, enquanto as cassetes podem ser limpas com compressas com álcool. Utilize apenas água para limpar o suporte de cassetes. Não utilize solventes como acetona ou cloreto de metileno, pois estes dissolvem a película de plástico (Figura 25).

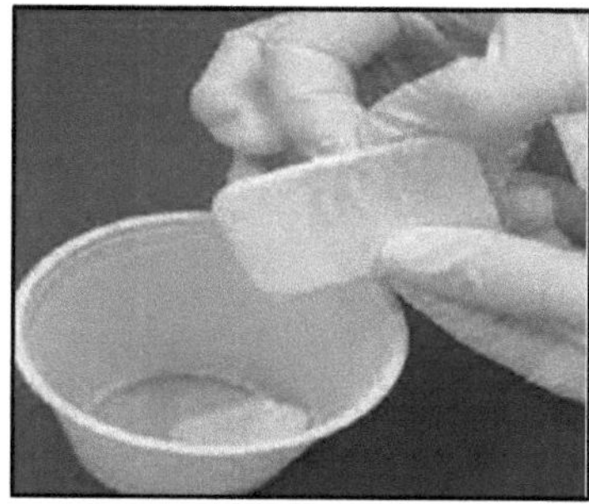

Figura 25: Desinfeção de películas de raios X dentários

Desinfeção de pacotes de películas de raios X dentários contaminados com saliva com:

1) Limpar com um pedaço de papel absorvente esterilizado para remover a saliva visível
2) Limpar uma vez com um pedaço de gaze esterilizada embebida em desinfetante e depois secar imediatamente com um pedaço de papel absorvente (técnica de desinfeção da superfície "one-wipe"); ou
3) Limpar duas vezes com um pedaço de gaze esterilizada embebida em desinfetante e deixar secar ao ar.[35]

d. Substituir os filtros

Os filtros são uma parte importante da manutenção de um ambiente saudável no consultório. Devem ser mudados mensalmente, dependendo da frequência com que ficam obstruídos com detritos da boca dos pacientes. As instruções do fabricante devem ser sempre seguidas aquando da substituição destes filtros.

e. Verificar a intensidade da luz de cura

Se notar que a luz é demasiado brilhante e causa desconforto, isso pode indicar que a lâmpada precisa de ser substituída. Demasiado calor durante a polimerização também pode causar danos nos dentes; se isto ocorrer, o dentista deve substituir a lâmpada imediatamente. A redução da intensidade abrandou a taxa de polimerização, mas não reduziu a conversão, desde que fosse empregue um tempo de irradiação de 60s. Com base na obtenção de uma conversão e adaptação óptimas, foi demonstrado que o tempo de irradiação é mais eficaz do que a energia de irradiação (Figura 26).

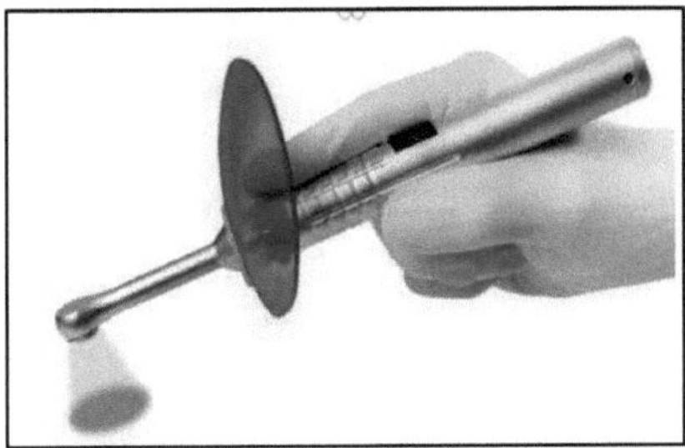

Figura 26: Controlo da luz de cura

Os compósitos fotopolimerizados requerem uma compreensão da sua estrutura, pigmentação e parâmetros de irradiação para obter um desempenho ótimo. A fotopolimerização de alta intensidade não conduz necessariamente a uma qualidade óptima.[36]

f. Válvula de descompressão do esterilizador

Este dispositivo permite a saída de ar ou gás da câmara, conforme necessário, para que o solvente vaporizado não se acumule no interior da unidade até chegar o momento da sua utilização. Pode ficar facilmente obstruído com resíduos de procedimentos dentários, o que impediria o seu funcionamento correto. Por conseguinte, é importante verificar regularmente se se acumularam resíduos à volta da abertura de ventilação.

5) MANUTENÇÃO DO EQUIPAMENTO DENTÁRIO: TAREFAS ANUAIS

Certifique-se de que todas as ligações da peça de mão estão apertadas e sem detritos. Efectue regularmente a manutenção das ligações na cadeira dentária (Figura 27).

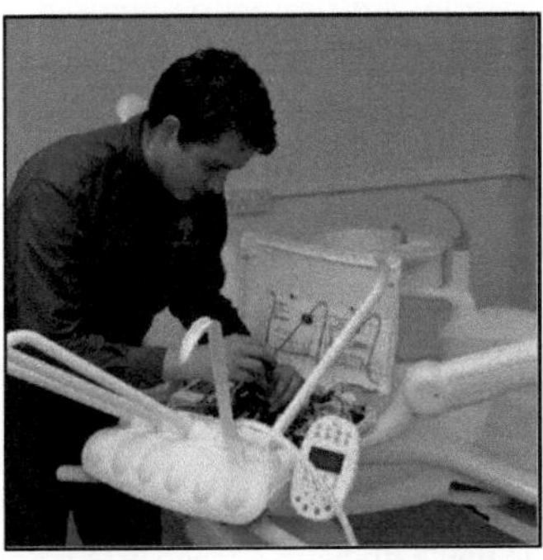

Figura 27: Manutenção de equipamento dentário

a. Calibrar o equipamento

A calibração periódica é necessária para alguns instrumentos, como os escaladores ultra-sónicos e os lasers, porque são aparelhos sensíveis cuja precisão depende do seu alinhamento preciso entre si. Podem também ser afectados por alterações de temperatura e humidade, bem como pelo envelhecimento dos seus componentes. A calibração garante que todos estes dispositivos funcionem com a máxima eficiência durante o seu tempo de vida útil. Outros equipamentos dentários que necessitam de calibração anual são os equipamentos de raios X, as câmaras intra-orais, as unidades de fotopolimerização, etc. Em caso de dúvida sobre a necessidade de calibração do seu equipamento, consulte a equipa de especialistas em equipamento do fabricante.

b. Verificar a porta do esterilizador

Os vedantes da porta do esterilizador podem tornar-se frágeis com o tempo devido à exposição ao vapor ou à humidade. Isto provoca fissuras e fugas que resultam na contaminação do ambiente interior do tabuleiro de instrumentos. A solução é substituir imediatamente qualquer vedante rachado. Lubrificação da porta do esterilizador com óleo ou lubrificante para manter o seu funcionamento correto.

c. Verificar o sistema de distribuição da peça de mão

As peças de mão têm tubos de borracha ligados a si com uma ligação hermética. Se esta ligação falhar, não haverá pressão no interior do tubo, fazendo com que o fluido pingue para fora quando é utilizado. Verifique se todas as ligações estão apertadas e sem detritos. Verifique também se ambas as extremidades do tubo estão bem fechadas contra a peça de mão, premindo firmemente para baixo.

d. Verificar se as radiografias intra-orais apresentam desvios

O desvio ocorre quando o feixe de radiação não permanece no mesmo ponto que anteriormente, mas move-se ligeiramente na direção da boca do doente ou afasta-se dela. Pode ocorrer se a máquina tiver sido deslocada durante a utilização.

e. Verificar as unidades de abrasão do ar

A unidade deve ter dois pequenos tubos numa extremidade que permitem que a água flua através deles, pelo que é necessário certificar-se de que são periodicamente atestados para evitar a secagem entre utilizações. As superfícies desgastadas pelo ar têm de secar completamente após cada utilização. A unidade precisa de ser limpa e enchida com água fresca de 6 em 6 meses.

A limpeza e a manutenção dos consultórios dentários é um requisito para todos os consultórios. A manutenção preventiva em clínicas dentárias pode ser fundamental para o sucesso global da sua clínica. Não há dúvida de que o equipamento que lhe permite fazer o seu trabalho todos os dias é muito importante e também um investimento significativo.

Ao implementar um plano de prevenção bem pensado, pode garantir que você, o seu pessoal e os doentes estão bem protegidos. A última coisa que quer é que uma peça de equipamento falhe enquanto está a ser utilizada num doente. Pensar no futuro e prevenir uma avaria antes de ela acontecer poupar-lhe-á tempo e dinheiro a longo prazo.

MARKETING E SERVIÇOS

Muito simplesmente, uma boa estratégia de marketing ajuda-o a melhorar as suas vendas de uma forma organizada e mensurável. Ajuda-o a crescer e, espera-se, a ganhar uma vantagem sobre os seus concorrentes. Com o aumento da concorrência no mercado dos serviços dentários, é necessário utilizar ferramentas de marketing que dêem ênfase ao cirurgião-dentista e às clínicas dentárias. A sua estratégia deve centrar-se na satisfação das necessidades dos potenciais pacientes e no desenvolvimento de relações lucrativas a longo prazo com um público fiel. Aspirações arrojadas podem orientar o desenvolvimento de produtos a curto prazo ou a forma como oferece os seus serviços aos pacientes actuais, mas o crescimento e o sucesso a longo prazo dependem da utilização de conhecimentos baseados em factos concretos. Isto significa fazer investigação e criar uma estratégia de marketing. O marketing digital é um dos recursos disponíveis de mais rápido crescimento entre os profissionais de saúde, que utilizam sites e redes sociais como meio de comunicação, propaganda e publicidade.[37] O marketing pode ser definido como todas as actividades devidamente direcionadas para a descoberta e análise das necessidades e desejos dos consumidores, bem como para a prestação de serviços que satisfaçam essas necessidades. Como pedodontista, o objetivo do programa de marketing é manter a sua quota de mercado. É importante lembrar que o conceito-chave para um marketing bem sucedido é satisfazer as necessidades do seu paciente atual e potencial, assumindo que o médico está disposto a adotar a sua prática para melhor satisfazer essas necessidades. Uma clínica pode beneficiar com a implementação de um programa para compreender os pontos fortes e fracos da clínica e a forma como esses pontos fortes e fracos afectam as experiências dos pacientes. Uma campanha de marketing boca-a-boca depende do cultivo de líderes de opinião, mas os líderes de opinião não podem ser cultivados até que tenham sido identificados. As campanhas de marketing da clínica dentária não podem basear-se em suposições; devem basear-se em factos.[38]

Seleção de um mercado-alvo

a. A estratégia prioritária centra-se num segmento da comunidade que, na nossa opinião, tem mais potencial para ser um paciente dentário, quer se trate de um grupo social, idade, sexo ou religião.

b. Um estudo demonstrou que 84% de todas as consultas dentárias são efectuadas por mulheres e que a mãe decide normalmente qual o dentista que irá tratar da família. Este segmento merece uma estratégia prioritária na sua clínica dentária pediátrica.

c. No mercado dentário em desenvolvimento, é vantajoso para o Pedodontista trazer de volta ao mercado o maior número possível dos 72% da nossa população que são maus utilizadores dos cuidados dentários. O seguro dentário é o conceito mais recente no sistema de marketing para trazer as muitas pessoas que anteriormente não utilizavam os serviços de produtos dentários.

FUNDAMENTOS DO PLANO DE MARKETING[12]

O pedodontista deve integrar no seu plano de marketing as seguintes qualidades
1) **A realidade:** O cirurgião-dentista pediátrico deve planear objectivos realistas.
2) **Compromisso:** Um compromisso verdadeiro com a equipa dentária e o paciente pediátrico.
3) **Flexibilidade:** Pode ser alterado, de acordo com a situação e com novas informações relativas à história do doente, à capacidade de cooperação, ao estatuto socioeconómico do doente, etc.

4) **Paciência:** O pedodontista deve ter paciência porque os resultados não acontecem de um dia para o outro.
5) **Variedade:** Deve ser utilizada e alterada uma variedade de métodos e estratégias de acordo com as necessidades do sistema de marketing.

6) **Mensurabilidade:** A eficácia dos planos de marketing deve ser medida periodicamente através da avaliação da prática dentária.

7) **Fundamental:** Fazer um plano para a visita do paciente ao consultório dentário e, em seguida, assegurar-lhe um bom retorno do investimento.
8) **Exemplaridade:** A prática pediátrica deve ser feita sobre o valor real e explicada a vantagem ou desvantagem do tratamento dentário efectuado.

9) **Financiamento:** Um orçamento mínimo de 2 a 5 por cento da produção bruta é crucial para o plano de marketing.

10) **Valia:** O plano de marketing deve ser considerado como um investimento.
11) **Consistência:** Qualquer plano de marketing deve ser consistente ao longo do tempo.
12) **Confiança:** O pedodontista deve ser confiante e fazer com que o paciente confie no seu trabalho.

COMPONENTES DO DESENVOLVIMENTO DO MARKETING DENTÁRIO (SISTEMA 4P)

Os seguintes componentes desempenham um papel importante na promoção de qualquer sistema de marketing.

1) Produto

Envolve os serviços reais que oferecemos e o tipo de serviços que o doente pediátrico percepciona. A maioria dos pacientes não tem ideia de como avaliar a competência do dentista geral. Normalmente, julgam-no pela sua embalagem, como a aparência do dentista, a forma de falar, a limpeza da clínica e a aparência do pessoal dentário e a sua atitude para com os pacientes e o equipamento presente na clínica dentária. O pedodontista deve ter consciência da imagem e ser cuidadoso com a qualidade do trabalho, as capacidades de comunicação do pessoal dentário com o doente e com outro pessoal dentário que trabalhe no consultório dentário. Estes factores reflectem a imagem do consultório dentário e ajudam a ganhar a confiança do paciente. Atualmente, oferecemos uma variedade de serviços técnicos avançados. As pessoas sentem-se seguras com um dentista específico, especialmente com os dentistas que tratam bem os seus filhos. Preferem sempre o cirurgião-dentista que satisfaz todas as suas necessidades dentárias do que ir a um dentista desconhecido. Explicar ao doente a utilização do avental de chumbo e a sua eficácia protetora durante a radiação de raios X. Isto demonstra o cuidado do dentista para com o doente. Desenvolveu um programa para adicionar serviços dentários. Enumera todos os procedimentos que realizamos atualmente e classifica-os de acordo com a proficiência técnica, a eficiência em termos de tempo e o lucro pretendido, de acordo com as necessidades do nosso mercado-alvo. Também lista os procedimentos a referenciar e os serviços que não efectuamos nem referenciamos. Os instrumentos cirúrgicos devem ser tão novos e atractivos quanto possível, porque o paciente pode avaliar a qualidade do produto pela sua embalagem. Para ultrapassar os desafios de marketing, o Pedodontista deve comunicar com preocupação e cuidado relativamente à apreensão dos pacientes. Desta forma, o pedodontista desenvolve um sentido de cuidado na criança num período de comunicação muito mais curto. O pedodontista deve transmitir ao público a mensagem de que é o dentista mais atencioso, mais fiável e mais competente disponível no mercado. Trate o seu paciente pelo seu nome próprio. A terapia do toque só deve ser realizada quando o Pedodontista está a dar segurança, apoio ou encorajamento, colocando ligeiramente a mão direita no ombro do doente quando este se sente ansioso. A terapia tátil transmite uma mensagem poderosa e honesta sobre os cuidados prestados ao paciente. Certifique-se de que os pais estão completamente satisfeitos com o tratamento efectuado e faça tudo para obter a sua satisfação e entusiasmo. Esta é a altura certa para lhes dizer o quanto os apreciamos como pacientes e para lhes pedir que os recomendem. Dar a razão para a visita de retorno. Hoje em dia, a principal ideia de marketing é a aparência da clínica dentária, as instalações disponíveis na clínica, o ambiente dentário interno, a personalidade do dentista e a declaração no momento do tratamento, que proporcionam um atrativo caloroso e promovem um sentimento de grande confiança e de pouco medo para o paciente e os pais. A principal regra de marketing da medicina dentária pediátrica é ser orientada para as pessoas, não para o tempo, para a produção e definitivamente não para o dentista. O odontopediatra deve proporcionar ao doente um pouco mais de facilidades do que aquelas que poderia receber noutro consultório dentário.

2) Local

O termo lugar no sistema de marketing denota a forma como o produto ou os serviços são distribuídos e como colocamos os nossos serviços à disposição da nossa população ou comunidades-alvo. Estes objectivos podem ser alcançados estabelecendo a clínica dentária num local apropriado. É mais fácil fazer negócio onde existe uma necessidade do que num mercado já sobrelotado, normalmente perto da escola do bairro.

A localização da clínica dentária deve ser bem visível e estar no caminho de uma estrada com muito tráfego. A distribuição não se refere apenas à localização, mas também às horas em que os nossos serviços estão disponíveis. Tente trabalhar nas horas ímpares e abrir a sua clínica uma hora mais cedo e almoçar mais tarde, de modo a estar disponível antes das horas de trabalho do indivíduo e durante as horas de almoço, quando o indivíduo que trabalha pode ficar livre. O pedodontista oferece sempre horas às pessoas e não horas ao médico.

3) Preço

Devemos ter sempre em mente que, se o paciente perguntar sobre os honorários, não está relacionado com o preço mais baixo, mas sim com o valor e a qualidade do trabalho. O pedodontista deve assegurar aos pacientes as vantagens e desvantagens comparativas de todos os serviços disponíveis e demonstrar o valor dos honorários. A oferta e a procura devem ser tidas em conta quando se trata de estratégias de preços. Atualmente, os dentistas cujos honorários são modestos têm uma vantagem de marketing. O pedodontista deve fornecer a opção de tratamento com honorários e explicar a vantagem/desvantagem, para que o paciente possa escolher a opção de honorários mais elevados ou mais baixos, de acordo com o seu estatuto socioeconómico.

4) Promoção

A promoção não é a publicidade da clínica dentária, mas inclui todas as ferramentas disponíveis para informar os pacientes actuais e potenciais sobre quem somos e em que consistem os nossos serviços.

OUTROS PONTOS DE REFLEXÃO SOBRE O MARKETING

a. Website dentário de alta qualidade

Ter um sítio Web não garante a conversão dos seus visitantes em pacientes da sua clínica dentária. O sítio Web deve ser profissional, de fácil navegação e atrativo para os seus visitantes. A função mais importante de um sítio Web é criar uma imagem positiva da sua clínica dentária. Obrigar os pacientes a tomar uma ação, como assinar um boletim informativo ou marcar uma consulta. Uma taxa de conversão elevada do seu sítio Web pode aumentar o número de pacientes que visitam a sua clínica.[39]

b. SEO (Otimização para motores de busca) dentário

SEO (Search Engine Optimization) é o ato de melhorar organicamente o seu sítio Web para tornar a sua clínica dentária mais visível nos motores de busca. Isto pode ser útil para aqueles que são: Dentistas em geral. É feito para que o seu sítio Web tenha uma classificação elevada na pesquisa do Google. A otimização para motores de busca pode ser feita tanto para pesquisas locais como internacionais.[40]

SEO local

Os resultados que aparecem quando os utilizadores pesquisam no seu telemóvel as clínicas dentárias mais próximas fazem parte da SEO local. Para uma SEO local eficaz, o nome da sua clínica dentária deve ser listado em todas as listagens locais da sua área. É a melhor forma de atingir pacientes dentro e à volta da sua localidade

SEO internacional

O objetivo é atingir o público global. Com a explosão do turismo médico e dentário, há um afluxo de pacientes estrangeiros na Índia e noutros países asiáticos. Com um crescimento promissor nos próximos anos, a SEO internacional bem feita pode ter como alvo os pacientes que estão dispostos a viajar para receber tratamento. Estes pacientes proporcionam não só o crescimento monetário da sua clínica, mas também uma exposição global.

c. Marketing nas redes sociais

Os meios de comunicação social alteraram as estruturas de poder no mercado; as evidências apontam para a ocorrência de uma grande migração de poder e para a emergência de um novo tipo de cliente poderoso e sofisticado, difícil de influenciar, persuadir e reter. Explica a sua aptidão e possíveis funções como parte da estratégia de marketing das empresas e identifica diferentes formas de as utilizar como ferramentas de marketing.[41]

Todas as redes sociais, como o Facebook, o Twitter e o Instagram, oferecem marketing pago. Pode começar a fazer marketing com um orçamento mínimo em todas estas plataformas. Em favor do marketing pago, o alcance orgânico das publicações nas redes sociais é reduzido. Não importa o número de gostos que tem nas suas páginas de redes sociais. Pode visar um grande número de audiências, otimizar o seu marketing para visar pacientes de grupos etários, género e localidade específicos. Como todas as pessoas estão nas redes sociais, estas são as plataformas de eleição para a publicidade da sua clínica dentária. Para além da publicidade, pode manter-se em contacto com os seus antigos pacientes e fazer marketing de marca para a sua clínica dentária.

d. Publicidade paga por clique (publicidade dentária)

Trata-se de uma campanha publicitária com um elevado nível de conversão. As pessoas que vêem estes anúncios já estão à procura deles. Estão interessadas em receber o tratamento específico que é anunciado no anúncio. Por conseguinte, não é difícil convertê-las em pacientes pagantes. O sítio Web mais popular é o Google. Já deve ter reparado que, sempre que procura um serviço no Google, os dois ou três primeiros resultados são anúncios de vários centros de serviços.

A melhor parte destes anúncios é que só paga se as pessoas clicarem no seu anúncio. Cria consciência da marca mesmo para as pessoas que não clicam no seu anúncio sem qualquer custo adicional. A publicidade de um serviço dentário parece estar a aumentar. Apesar da sua atitude negativa em relação à publicidade, cerca de 20% de todos os dentistas podem agora estar a fazer publicidade para satisfazer as condições em mudança num mercado altamente competitivo. A investigação sobre a publicidade dos serviços dentários proporcionou um ponto de partida útil para o desenvolvimento de estratégias de publicidade dentária. No entanto, permite pouca compreensão da forma como os consumidores podem responder aos muitos tipos de informação fornecidos nos anúncios de serviços dentários.[42]

e. Marketing por correio eletrónico para dentistas

O marketing por correio eletrónico fornece informações sobre a sua clínica dentária diretamente na caixa de entrada dos seus potenciais pacientes. É uma ferramenta de comunicação pessoal entre o paciente e o dentista. Crie um boletim informativo para o sítio Web da sua clínica dentária e peça os IDs de correio eletrónico aos visitantes do seu sítio Web. Pode recolher IDs de correio eletrónico dos pacientes que vêm para uma consulta na sua clínica. O envio de e-mails regulares e úteis aos seus pacientes cria um reconhecimento da marca, lutando contra o mais antigo adágio, "longe da vista e longe do coração".

Não os irrite enviando um correio diário. O marketing por correio eletrónico deve ser feito de forma adequada. Envie um e-mail apenas uma ou duas vezes por mês com conteúdo útil. Não se limite a pedir-lhes para irem à sua clínica, mostre-lhes porque devem ir, partilhando dicas de higiene dentária, novos tratamentos disponíveis, quaisquer descontos que esteja a oferecer, etc. Se for feito corretamente, o marketing por correio eletrónico é uma das melhores ferramentas para atrair novos pacientes para a sua clínica dentária.[43]

f. Gestão eficaz dos doentes

A publicidade pode trazer um paciente para o seu consultório dentário, mas mantê-lo depende de si e da sua equipa. Trate o paciente com respeito e gentileza. Esclareça todas as dúvidas que ele possa ter com paciência. O paciente não conhece os meandros de um tratamento dentário, apenas o conhece a si e, por isso, a responsabilidade de ganhar a sua confiança é sua. Recolha o nome, as identificações de correio e os números de telefone dos pacientes que visitam a sua clínica dentária. Mantenha-se em contacto com eles durante meses e anos, enviando-lhes regularmente um e-mail ou desejando-lhes felicidades nos festivais. Faça uma chamada para os lembrar da consulta agendada. Peça avaliações no Google e no Facebook. Isto cria uma prova social da sua clínica dentária. A maior parte dos pacientes irá obedecer ao pedido.

g. Encaminhamento de pacientes

A publicidade boca a boca é a melhor publicidade que pode obter para o seu consultório dentário. Peça aos seus pacientes actuais que o indiquem aos seus familiares e conhecidos. Se prestar um bom serviço, é muito provável que eles enviem os seus familiares para si. Também pode oferecer descontos por recomendação para encorajar as pessoas a enviarem novos pacientes para o seu consultório dentário. As referências têm sido e continuam a ser a ferramenta de marketing mais eficaz disponível. Deve ser dedicado um esforço especial e um plano definitivo para estimular as referências tanto de pacientes como de fontes externas. Boas fontes de referência externas incluem profissionais de saúde relacionados, cosmetologistas, agentes imobiliários e empresários locais, que se encontram com o público e a quem são frequentemente pedidas recomendações sobre dentistas e serviços comunitários. As fontes de referência fortes devem ser agradecidas de forma visível.[44]

h. Listagens locais

Inclua o sítio Web da sua clínica dentária com o endereço completo da sua clínica dentária e os números de telefone em todas as listagens locais disponíveis na sua área, como sulekha. Aumenta as suas hipóteses de obter novos pacientes, uma vez que estas listagens são normalmente classificadas na primeira página de pesquisa do Google. Estas listagens estão organizadas por área, pelo que a pessoa que encontrar o seu consultório dentário será um residente local que vive perto do seu consultório dentário. Também aumenta a notoriedade do seu consultório dentário através do boca-a-boca.

i. Ligação em rede

O trabalho em rede é um dos principais factores que contribuem para criar o conhecimento e o valor da sua marca. Quanto mais visível for, mais valor será atribuído ao seu nome. O trabalho em rede pode levá-lo a muitas oportunidades que, de outra forma, se perderiam se não estivesse ligado às pessoas certas. É imperativo estabelecer uma rede de contactos tanto com potenciais pacientes como com outros dentistas. O trabalho em rede é considerado de grande valor profissional para indivíduos e organizações ambiciosos. No entanto, grande parte da investigação sobre o trabalho em rede tem sido distribuída por várias disciplinas. Consequentemente, o consenso sobre muitos tópicos importantes relacionados com o trabalho em rede continua a ser notoriamente difícil de alcançar.[45]

Com pacientes prospectivos

Participe nos eventos da sua comunidade local; crie consciência dos problemas dentários e das suas soluções através da realização de programas de sensibilização em escolas e consultórios. Estes programas não só lhe proporcionam potenciais pacientes, como também criam consciência da marca da sua clínica dentária. Não precisa de ser dispendioso; só precisa de uma faixa com o nome da sua clínica dentária e de dentistas que possam dar consultas

gratuitas no local.
Com dentistas

Cada dentista tem uma especialidade num determinado tratamento. Podem trocar pacientes das vossas especialidades. Envie referências para outras clínicas dentárias que necessitem de tratamento especializado disponível e peça o mesmo relativamente à sua especialidade. Pode ser uma situação vantajosa para ambos em termos de receitas e de aumento de pacientes.

j. Campanha de marketing

Crie uma campanha de marketing estratégica, específica e acionável para a sua clínica dentária ou obtenha ajuda de uma empresa de marketing profissional como a Techie Dentist, que pode criar campanhas de marketing online e offline para si e geri-las eficazmente. Nesta era de concorrência feroz e de truques publicitários, o marketing do seu consultório dentário é tão necessário como fornecer um tratamento de qualidade. Não aplique todas as estratégias de marketing dentário de uma só vez, selecione uma combinação e concentre-se em fazê-la funcionar. Se fizer tudo ao mesmo tempo, os esforços serão dispersos e não conseguirá crescer em nenhuma área. Para que as estratégias de marketing digital para dentistas funcionem, precisa de uma base que é o seu sítio Web dentário. É a sua casa na Web; precisa de a tornar bonita antes de começar a atrair visitantes para ela. Espera-se ver o crescimento da sua clínica dentária com qualquer uma das estratégias de marketing acima referidas. As redes sociais podem ser estabelecidas em qualquer lugar com uma ligação à Internet e devem ser consideradas pelos profissionais de marketing, anunciantes e criadores de conteúdos em linha como uma parte básica das suas comunicações, porque as redes sociais afectam todos os aspectos da Internet e transformam o papel da Internet na vida das pessoas. Atualmente, os consumidores adquirem um novo papel com as redes sociais. Os consumidores estão a tornar-se criadores de conteúdos e, por conseguinte, consumidores funcionais em vez de apenas consumidores, como no passado.

k. Serviço ao cliente

O serviço ao cliente é outra área crucial para o marketing nas redes sociais. Por vezes, os criadores de sítios Web não podem evitar um certo grau de complexidade na arquitetura de um sítio Web. Por conseguinte, é necessário dispor de um sistema de serviço ao cliente bem pensado. As ligações para as perguntas mais frequentes (FAQ) e as ligações para os representantes em linha são úteis para ajudar os clientes no processo de seleção ou de compra. O comerciante não deve limitar-se a oferecer assistência em linha. Em muitos casos, é mais conveniente para os clientes telefonarem para uma empresa. Por conseguinte, deve ser considerada a utilização de um número de telefone gratuito para os clientes.

De acordo com **Gommans M et al (2001)**[46] , o cumprimento das encomendas e os sistemas de entrega rápida são tão importantes para o desenvolvimento da fidelização eletrónica como os outros factores. Um sistema logístico bem pensado que garanta uma entrega rápida após o processo de checkout contribui para a satisfação do cliente, o que, por sua vez, contribui para um comportamento leal. Para além da rapidez da entrega, o sistema logístico deve permitir diferentes formas de entrega dos produtos. Alguns clientes preferem que o produto seja entregue através de serviços de encomendas.[46]

Outros podem querer ir buscar um produto a uma loja física para ter alguém com quem falar.

Um cliente que compra algo na Internet tem uma grande desvantagem em relação a um cliente no espaço real. Os clientes da Internet não podem tocar, cheirar ou experimentar o produto antes de o comprarem. Este facto torna o comprador inseguro em relação à compra de um produto. Para minimizar esta insegurança, os profissionais de marketing das redes sociais devem oferecer marcas bem conhecidas, produtos de boa qualidade e, claro, garantias.

FINANÇAS

Os planos de pagamento mensal geríveis distribuem o custo do marketing dentário, que, de outra forma, tende a ser bastante pesado para o trabalho de conceção, impressão, correio e conceção e desenvolvimento de sítios Web dentários. Sabemos como é importante preservar o precioso capital operacional, particularmente nos primeiros dias de um consultório dentário em fase de arranque ou logo após uma transição de consultório, e fizemos sacrifícios para poder ajudar. Trabalhamos arduamente para tornar a impressão personalizada e os serviços de marketing dentário digital mais acessíveis para os nossos clientes, para que possam investir no seu próprio sucesso e no crescimento do negócio com menos stress. Além disso, o mesmo montante ou fórmula de pagamento todos os meses é fiável, mais simples de orçamentar e mais transparente do que os encargos que variam inexplicavelmente de mês para mês. Para o ajudar ainda mais, todos os nossos serviços de marketing digital dentário são mensais.[47]

As opções de financiamento flexíveis são boas, mas são ainda mais boas quando são isentas de juros. A componente mais importante do preço é o espetro de serviços financeiros oferecidos. Normalmente, uma política de pagamento a pronto limita severamente a dimensão da nossa carga de pacientes, ao passo que o pagamento a prazo, os descontos para pagamento a pronto, a aceitação de pagamentos de terceiros, a assistência médica e outras alternativas aumentarão significativamente a nossa quota de mercado. A maior parte dos pacientes não consegue pagar grandes facturas dentárias de uma só vez e pedir muitos empréstimos a taxas de juro elevadas também é impraticável, pelo que o acordo de pagamento em prestações mensais equitativas (EMI) parece ser necessário em praticamente todos os consultórios. Em muitos casos, as pessoas adquirem os nossos serviços com base mais no nível de pagamentos mensais do que no custo total.[12] O objetivo da clínica dentária é servir as necessidades dos pacientes e a extensão de um prazo de crédito adequado e flexível e a aceitação da atribuição de benefícios de seguros permitir-nos-ão satisfazer as necessidades de um maior número de segmentos da nossa população.

POLÍTICA FINANCEIRA[16]

1) O pagamento dos serviços deve ser efectuado no momento em que os serviços são prestados. Aceitamos dinheiro, cheques e cartões de crédito.
2) Para consultas de urgência de novos pacientes, exigimos o pagamento integral no momento da consulta.

3) Como cortesia, fornecer-lhe-emos uma cópia dos custos para apresentar à sua seguradora para reembolso ou pode atribuir o pagamento ao nosso consultório e nós apresentaremos o seguro por si.

4) O nosso consultório apresentará o seu pedido de seguro no máximo duas vezes por consulta.
5) Se o pedido de indemnização não for pago pela sua seguradora no prazo de sessenta dias, o cliente será responsável pelo saldo total e o recurso ao seguro será da sua responsabilidade. Teremos todo o gosto em fornecer-lhe um formulário de pedido de indemnização para que possa fazer o acompanhamento dos seus pedidos de indemnização pessoalmente.

6) Deve fornecer ao consultório um cartão de seguro dentário com o endereço postal correto

da companhia de seguros, ou um formulário de pedido de reembolso dentário, que é fornecido pela entidade patronal. Se um destes documentos não estiver disponível no momento da consulta, será responsável pelo pagamento de todos os honorários e fornecer-lhe-emos um formulário de pedido de reembolso.

7) Se as prestações do seguro forem atribuídas ao médico, o utente será responsável pelo pagamento da franquia e dos co-pagamentos no momento do serviço. O utente é responsável pelo pagamento de todas as despesas não cobertas pela sua companhia de seguros. Os seus benefícios de seguro são um contrato entre si e a sua entidade patronal. O montante da cobertura que receberá dependerá da qualidade do plano adquirido pela sua entidade patronal e não dos honorários do médico.
O progenitor ou tutor que traz a criança para a visita inicial é responsável pelo pagamento, independentemente do que estiver estipulado na sentença de divórcio ou no acordo de custódia.

O reembolso deve ser efectuado entre os pais divorciados. Nós não intervimos.

Preparação de depósitos

Os depósitos diários devem ser comparados com os relatórios gerados pelo sistema informático. Para evitar desvios de fundos, o funcionário que prepara os depósitos deve ser diferente daquele que introduz os pagamentos no sistema. Além disso, o médico deve levar o depósito do consultório ao banco.

Envio de declarações

a) Todos os sistemas de software têm a capacidade de enviar extractos diretamente ou de os integrar com um fornecedor que ofereça serviços de faturação eletrónica, o que é normalmente mais rentável, poupando os custos de franquia postal, mão de obra e envelopes. O que antes demorava 2 horas pode ser feito em menos de 5 minutos e paga-se a si próprio.

b) Enviar extractos diariamente após o lançamento de pagamentos. Selecione todas as contas com um saldo e para as quais não foram enviados extractos nos últimos 21 dias. Isto também abrangerá todos os saldos após o lançamento dos pagamentos de seguros. Isto é muito mais fácil do que processar extractos individuais de cada vez que um saldo é deixado depois de um sinistro ter sido pago. A data de vencimento dos pagamentos deve ser dentro de 14 dias.

c) Uma conta cujo pagamento não tenha sido efectuado durante 30 a 60 dias pode ser considerada em atraso. O envio de um lembrete por correio eletrónico é uma forma eficaz de contactar os doentes quando estes não respondem aos extractos tradicionais. O valor do dinheiro diminui muito com o tempo.

Seguro dentário

O seguro dentário é um seguro destinado a pagar os custos associados aos cuidados dentários. O projeto de lei sobre o investimento direto estrangeiro (IDE), apresentado na sessão de inverno da Lok Sabha (2008), visava aumentar a percentagem de investimento estrangeiro das actuais 26% para 49% nas companhias de seguros da Índia.[48] Esta medida permitirá às companhias de seguros internacionais multimilionárias entrar no mercado indiano e, subsequentemente, cobrir todos os aspectos dos seguros na Índia. O seguro dentário será uma parte integrante deste sistema. O seguro dentário é um conceito novo no Sudeste Asiático, uma vez que muito poucos países do Sudeste Asiático cobrem este aspeto do seguro. É importante que os dentistas na Índia estejam familiarizados com os diferentes tipos de planos que estas empresas vão oferecer e com a nova relação que vai surgir nos próximos anos entre o dentista, o paciente e a companhia de seguros. [st]Com o advento do século XXI e a estabilidade da economia indiana, a perspetiva de negócio do seguro dentário permanece inexplorada. O Governo da Índia e as suas políticas são responsáveis pelo facto de este sector ter sido deixado de fora. Devido à grande população do país, o sector dos seguros necessita de colaboração estrangeira para cobrir todos os aspectos do seguro. A maior parte dos planos dentários cobre serviços de diagnóstico selecionados, cuidados preventivos e tratamentos de urgência, que são essenciais para manter uma boa saúde oral. Mas a extensão ou a frequência dos serviços cobertos por alguns planos pode ser limitada.[49]

Dependendo das necessidades individuais de saúde oral, o doente pode ser obrigado a pagar diretamente ao dentista uma parte destes cuidados básicos. Informe-se sobre a quantidade de tratamentos permitidos num determinado ano sem custos para o doente e quanto é que o doente terá de pagar. Existem muitas apólices de seguro disponíveis na Índia. Embora as apólices e as caraterísticas difiram de uma empresa para outra, existem algumas das caraterísticas comuns e generalizadas do seguro dentário na Índia. Uma caraterística popular é a cobertura de seguro dentário "Fee for Service" (taxa por serviço) que representa uma determinada percentagem de poupança sobre os encargos reclamados para os procedimentos de tratamento dentário. Como parte desta apólice, a pessoa coberta pela apólice de seguro dentário pode visitar o dentista em causa e pagar uma taxa de serviço e consultoria com desconto. Um outro aspeto importante desta apólice é a liberdade de mudar de dentista de acordo com a conveniência e as preferências do segurado, sem ter de informar a companhia de seguros. A única condição que é estipulada é que o dentista tem de ser um dos dentistas autorizados de acordo com as condições da companhia de seguros dentários.[50]

a. Alavanca HINDUSTAN

b. Cobertura do seguro dentário da ICICI Lombard

c. Seguro de saúde Apollo DKV

A PRÁTICA DENTÁRIA PEDIÁTRICA NO SÉCULO XXI

[st]A medicina dentária nestes primeiros anos do século XXI encontra-se num momento crítico. É uma época excitante e desafiante, que oferece oportunidades que os nossos pais e avós, e muito menos as gerações anteriores de dentistas, nunca poderiam ter imaginado. E é uma época de grandes oportunidades perdidas, que moldam o nosso legado tanto quanto as nossas realizações.

Como resultado dos avanços no conhecimento e na compreensão, na ciência, nos materiais e no comportamento humano, as pessoas com acesso a cuidados dentários eficazes estão a viver vidas mais saudáveis e a conservar mais dentes naturais durante mais tempo. Se sofrerem de doenças dentárias, existem soluções prontas, incluindo a possibilidade de restaurações duradouras ou próteses implanto-suportadas osseointegradas quando os dentes falham, embora a um custo que aumenta exponencialmente com a complexidade.

Apesar da possibilidade de prevenir as doenças dentárias através de mudanças no comportamento humano e da prestação de cuidados de saúde oral modernos, os cientistas acreditam que em breve serão capazes de estimular e controlar o crescimento de dentes de substituição, pelo que talvez os filhos ou netos destas pessoas afortunadas possam não ter qualquer experiência ou conhecimento de coisas como obturações, pontes e dentaduras.

Acabámos de atravessar o limiar do século XXI, um acontecimento monumental para a ciência e a humanidade. No domínio da ciência, estamos prontos para descobertas e respectivas aplicações, que têm o potencial de mudar todos os aspectos da forma como encaramos e tratamos a saúde e a doença humanas. Nos próximos anos, disporemos de um projeto genético completo dos seres humanos, alargando o trabalho pioneiro de Watson e Crick.[51]

As palavras de G.V. Black que, em 1897, se encontrava no limiar do século XX e observou que está certamente a chegar o dia em que estaremos empenhados em praticar uma medicina dentária preventiva em vez de reparadora e em que compreenderemos de tal forma a etiologia e a patologia da cárie dentária que seremos capazes de combater os seus efeitos destrutivos através de medicação sistémica.[52]

MUDANÇAS NA PRÁTICA DA MEDICINA DENTÁRIA CLÍNICA NO SÉCULO XXI

1) Integrar a prática dentária nos cuidados de saúde globais
2) Tornar-se cada vez mais pró-ativo na promoção da saúde
3) Representar uma maior base de conhecimentos e uma abordagem tecnológica assistida por computador para o diagnóstico e a terapêutica
4) Utilizar novas estratégias para os cuidados de saúde oral, desde a terapêutica mediada por genes até à promoção da saúde com base na comunidade.

a. Telescópio cirúrgico

O telescópio cirúrgico melhora o realce estético porque permite obter uma visão de perto da parte dos dentes com precisão (Figura 28). Poupa tempo e ajuda no diagnóstico.

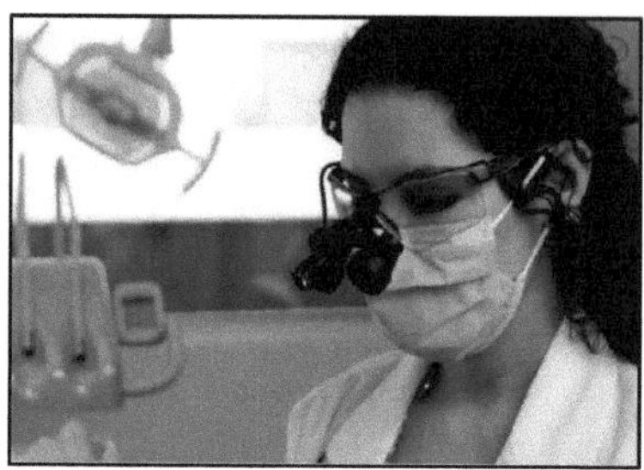

Figura 28: Telescópio cirúrgico

Aumenta o conforto cirúrgico porque aumenta a precisão, reduzindo o tempo que o dentista necessita para realizar cada procedimento. Desde o início da década de 2000, os princípios da medicina dentária minimamente invasiva têm sido amplamente promovidos na medicina dentária. Estes princípios são o principal impulso para a utilização do microscópio pelos dentistas. O trabalho com ampliação leva os dentistas a serem mais conservadores com os tecidos dentários.[53]

b. Câmara intra-oral

Os avanços tecnológicos no campo da medicina dentária reformaram o conceito de fotografia como um poderoso meio de expressão e comunicação. Também oferece um espetro de perceção, interpretação e execução. Uma das aplicações clínicas mais difundidas da informatização na medicina dentária atual é a câmara intra-oral (IOC).[54] Esta ajuda a revelar os defeitos ocultos e negligenciados nos dentes e noutras partes da cavidade. Não se trata apenas de uma ferramenta de diagnóstico, mas também de um suplemento educacional para o dentista. Esta câmara assemelha-se a uma caneta de grandes dimensões e amplia as áreas de superfície dos dentes. Esta informação de perto está imediatamente disponível num monitor de TV na sala privada (Figura 29). Este feedback visual também o ajuda a ver certas caraterísticas da sua boca e a compreender melhor as recomendações do dentista. Por exemplo, é possível ver os danos causados por obturações antigas de amálgama metálica que se expandem e contraem, podendo causar fissuras e roturas.

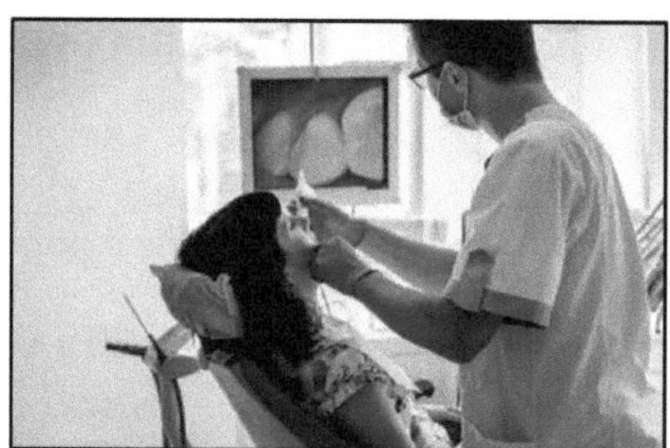

Figura 29: Câmara intra-oral

c. Detetor de fissuras por microiluminação de intensidade ultra-alta

Ajuda a detetar cáries enquanto as fissuras são pequenas. A fissura dentária clínica precoce pode ser uma doença difícil de diagnosticar e tratar. Um dos principais problemas para o diagnóstico do dente fissurado é a deteção da localização da fissura na superfície.[55] À medida que envelhecemos, é mais provável que se formem fissuras nos nossos dentes. Se não forem detectadas e tratadas, estas fissuras podem levar a fracturas súbitas. Nalguns casos, o tratamento tem de ser um canal radicular ou mesmo a perda do dente. Este dispositivo permite que estas fissuras catastróficas sejam vistas a olho nu, minimizando a perda de dentes e a necessidade de canais radiculares.

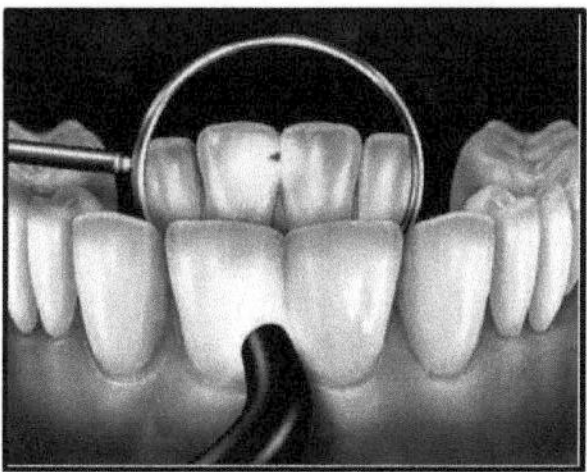

Figura 30: Detetor de fissuras por microiluminação

Esta luz é tão forte que também me permite ver alguns tipos de cáries que são difíceis de detetar mesmo em radiografias. Esta excelente ferramenta melhora o diagnóstico, aumenta a exatidão e, mais importante ainda, reduz o tempo na cadeira durante a cirurgia e outros procedimentos complexos (Figura 30).

d. Deteção de cavidades

A deteção de cáries é uma ciência inexacta. Felizmente, a melhor tecnologia dá-nos uma melhor visão da doença numa fase inicial. Agora podemos detetar a doença de forma mais consistente e evitar a perda significativa de dentes. Iniciou-se uma nova era com o laser no que diz respeito aos métodos de deteção precoce de cáries, tais como o diagnodent, a fluorescência quantitativa a laser e a tomografia de coerência ótica (Figura 31).

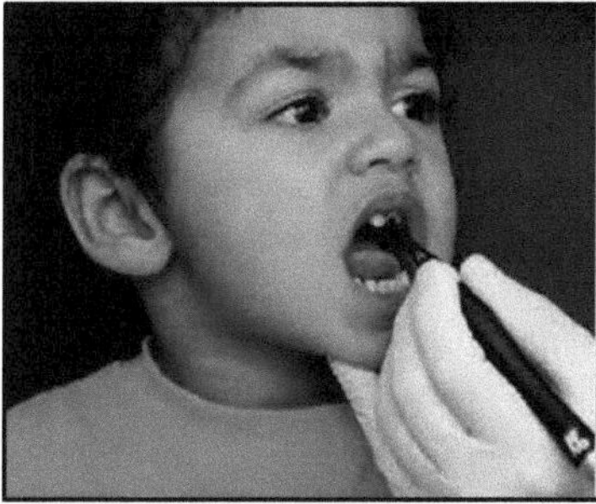

Figura 31: Deteção de cavidades com tecnologia avançada

Estas técnicas de diagnóstico resultam numa abordagem não invasiva ou minimamente invasiva da gestão clínica da cárie dentária. Esta deteção pode ser efectuada com grande precisão, a aplicação é fácil e muito segura e também evita a radiação ionizante.[56] Esta luz laser especial detecta as cáries de forma inofensiva e precisa. Uma das áreas mais difíceis de localizar as cáries é nas zonas de mastigação dos dentes e por baixo e à volta das obturações metálicas. O laser permite-me levantar o véu sobre o que costumavam ser áreas ocultas de cárie dentária. Tudo isto é feito de forma segura, indolor e sem exposição a raios-x. Além disso, esta tecnologia também significa que apenas as áreas que realmente têm cáries são tratadas, porque todas as "suposições" das técnicas anteriores de deteção de cáries foram eliminadas.

e. Sedação consciente

A dentisteria de sedação é a utilização de um sedativo ligeiro (medicamentos calmantes) para gerir necessidades especiais ou gerir pacientes ansiosos/medo enquanto recebem cuidados dentários. A sedação também pode ser utilizada quando é necessário efetuar vários procedimentos ao mesmo tempo, quando a segurança de uma criança pode ser comprometida ou se a criança tiver um forte reflexo de "mordaça", as crianças ansiosas/medo ou fóbicas podem necessitar de apoio farmacológico específico, para além da utilização de estratégias de orientação comportamental, tais como técnicas de orientação comportamental devem ser utilizadas pelo dentista. A sedação é a utilização de medicação para deixar a criança muito calma para um procedimento, adormecendo-a profundamente.

Atualmente, é feita no consultório do dentista com tecnologia avançada. O dentista pode recomendar a dentisteria de sedação para procedimentos longos ou múltiplos, para crianças com muito medo de cuidados dentários, para crianças com necessidades especiais ou para crianças que têm dificuldade em ficar quietas. São utilizados vários tipos de sedativos, como a sedação com óxido nitroso, os sedativos orais e a sedação intravenosa. A seleção dos agentes sedativos e da abordagem é normalmente influenciada por factores como o tipo de procedimento, as comorbilidades do doente, o temperamento e as preferências do médico.[57]

f. Tratamento Minimamente Invasivo

O conceito de "medicina dentária minimamente invasiva" pode ser definido como a preservação máxima da estrutura dentária saudável. Centra-se na prevenção, remineralização e intervenção mínima do dentista. Significa sem agulha, sem broca e sem dormência. A medicina dentária sem broca é um salto para o futuro que permite a remoção da cárie dentária sem utilizar a broca e, muitas vezes, também sem a agulha. A reparação minimamente invasiva e a longo prazo de cáries dentárias pode incluir aspectos de preparação para obter acesso à cavidade utilizando abrasão a ar, tratamento a laser ou sonoabrasão e escavação de tecido dentário cariado infetado através da remoção selectiva de cáries ou tratamento a laser, bem como restauração da cavidade através da aplicação de restauração alternativa, resina preventiva ou protocolo de tratamento de restauração em sanduíche. Em comparação com a modalidade de tratamento tradicional que utiliza amálgama, as restaurações minimamente invasivas são normalmente mais pequenas e os seus procedimentos são considerados relativamente indolores, muitas vezes sem necessidade de anestesia local.

g. Laser dentário

Um laser dentário avançado funciona de forma suave e eficaz para tratar as doenças das gengivas, geralmente sem anestesia local. Ajuda a travar a progressão de doenças que destroem os dentes e os ossos. O tratamento com laser ajuda a eliminar a necessidade de uma cirurgia convencional das gengivas, muitas vezes dolorosa, em até 75% dos casos. O laser também pode ser utilizado para remodelar suave e artisticamente a linha da gengiva, de modo a transformar dentes curtos ou um sorriso gengival no sorriso que sempre desejou, remoção de trava-línguas, frenectomia. Também melhora o resultado e a precisão de procedimentos dentários complicados. A terapia laser em odontopediatria é uma terapia de eleição pelas suas vantagens conhecidas, especialmente pela segurança da sua utilização e pela sua abordagem suave com os pacientes.[58]

h. Anestésico sem agulha

Este novo tipo de anestesia permite a anestesia do tecido gengival para conforto durante limpezas profundas sem a necessidade da antiquada "picada" da agulha dentária. Muitos pacientes sentem dor e ansiedade com a anestesia tradicional com agulha e podem evitar o tratamento dentário necessário. A injeção de jato líquido sem agulha (NFLJI) pode resolver estes problemas (Figura 32).

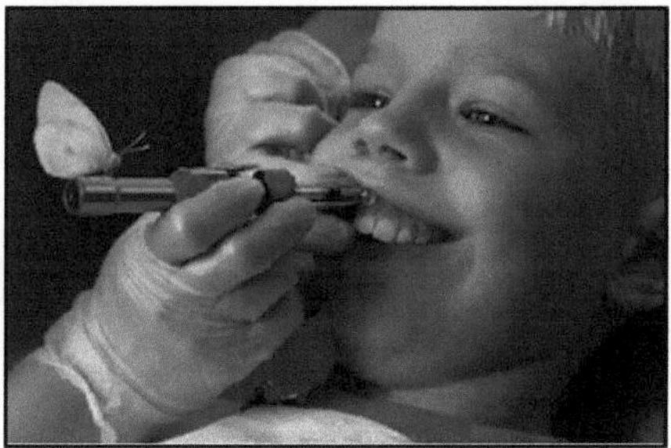

Figura 32: Anestesia sem agulha

A NFLJI administra soluções medicamentosas criando um jato líquido de pressão microfina que penetra na pele e se dispersa nos tecidos moles. Tem muitas vantagens, como eliminar a dor da injeção, a fobia da agulha e a eliminação da agulha. No entanto, as técnicas de anestesia em medicina dentária foram todas desenvolvidas para a injeção com agulha e não são muito eficazes para a NFLJI. Além disso, os ensaios clínicos de anestesia dentária com NFLJI mostraram uma eficácia inconsistente.[59]

i. Antibióticos locais avançados

Para o paciente que está a ser submetido a um tratamento para travar infecções na gengiva e nos ossos que causam a perda de dentes, o meu higienista utiliza frequentemente um tipo de antibiótico que é completamente indolor. Isto significa que o antibiótico é mais eficaz porque a infeção é "atingida em cheio" pela sua aplicação direta no problema. Também significa que não expõe todo o seu corpo a um antibiótico, pelo que esse medicamento continuará a ser mais eficaz no futuro contra as bactérias.

j. Pulpectomia/tratamento de canal numa só visita

A pulpectomia é um procedimento clínico regular em odontopediatria, que envolve a remoção da polpa dentária infetada, podendo ser utilizado um medicamento adequado para preencher os canais. As principais indicações para a pulpectomia são as pulpites irreversíveis e a necrose da polpa dentária. A remoção mecânica de todos os detritos de tecido necrótico do canal radicular de um dente primário, seguida de limpeza e irrigação abundantes com agentes desinfectantes, e o canal radicular preparado quimio-mecanicamente é preenchido com material obturador adequado com selagem coronal, é designada por pulpectomia. No entanto, a pulpectomia bem-sucedida em dentes decíduos é caracterizada pela ausência de sinais e sintomas clínicos e radiográficos. Além disso, o estado do dente, a sua condição patológica e a perícia do clínico são os factores-chave para o sucesso da pulpectomia em dentes decíduos. A endodontia de visita única elimina a necessidade de visitas de acompanhamento e melhora o prognóstico do tratamento.[60]

k. Prótese dentária

A perda prematura de dentes na dentição decídua é comum e esta condição pode resultar em hábitos alimentares insatisfatórios e apinhamento na dentição permanente, o que requer reabilitação protética com próteses parciais ou completas (Figura 33).

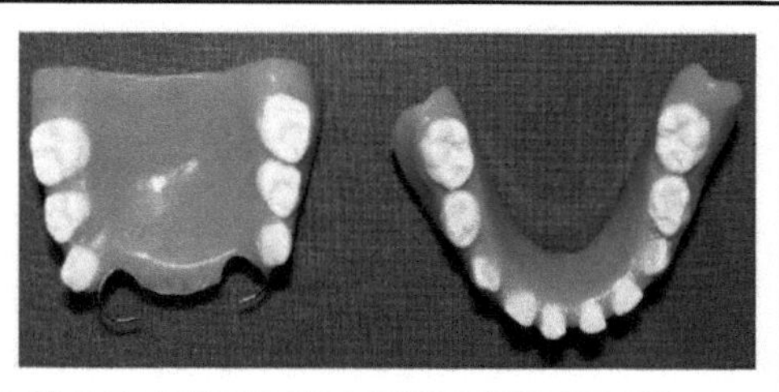

Figura 33: Prótese dentária

As causas comuns para a perda prematura de dentes primários são as cáries na primeira infância, a falta de dentes congénita que normalmente causa hipodontia/oligodontia, que se observa na displasia ectodérmica, síndrome de Down, fenda labial e palatina, síndrome de Marfan, síndrome de Pierre Robin. Outras condições, como a erosão do esmalte, traumatismos, condições patológicas, são todas elas altamente prevalentes e as anomalias dentárias mais frequentemente observadas, resultando em múltiplas extracções de dentes primários. A reabilitação protética nesta fase é essencial para restaurar a função mastigatória, a aparência e a função muscular; para manter e melhorar a fonética; para evitar o desenvolvimento de hábitos orais deletérios; e para minimizar possíveis perturbações psicológicas.

l. Sorriso digital cosmético

O Digital Smile Design (DSD) é uma ferramenta concetual multiusos que irá reforçar a visão diagnóstica, melhorar a comunicação e a previsibilidade ao longo do tratamento, principalmente com um paciente adulto, mas hoje em dia podemos utilizá-lo também em odontopediatria estética (Figura 34).

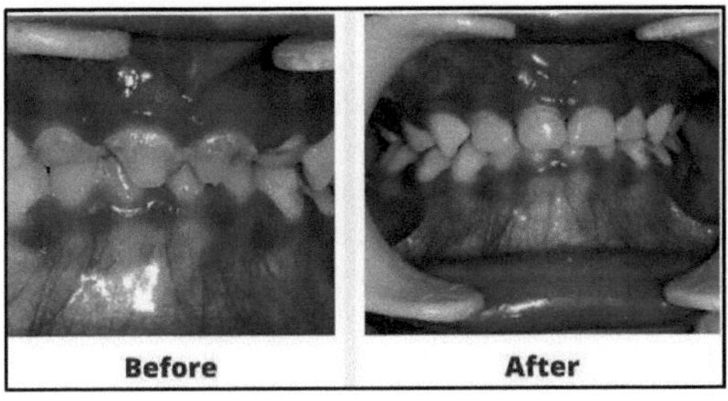

Figura 34: Desenho de um sorriso digital

Permite uma análise minuciosa das caraterísticas faciais e dentárias do paciente, bem como de quaisquer problemas potenciais que possam ser identificados durante o exame clínico, fotografia, impressão digital ou procedimentos de avaliação de moldes de diagnóstico. As coroas de zircónia são relativamente novas na medicina dentária, especialmente a zircónia estabilizada com ítrio que proporciona a maior resistência à flexão de todos os materiais à base de zircónia, juntamente com uma elevada resistência química e à erosão. Além disso, o material é biocompatível, hipoalergénico e com uma durabilidade semelhante à do esmalte natural. As coroas de zircónia para dentes decíduos vêm pré-fabricadas com atributos específicos ou, com a ajuda da digitalização, podemos fazer coroas de zircónia CAD-CAM. As coroas modificadas com resina são também uma novidade na medicina dentária com fins estéticos que podem ser feitas com equipamentos digitais. O DSD auxilia a parte dentária restauradora em pacientes pediátricos, especialmente aqueles que necessitam de uma boa estética e reabilitação.[61]

m. Radiografias 3D com segurança

Ao contrário das radiografias tradicionais, permite a visualização tridimensional do osso maxilar, das articulações maxilares e dos seios nasais. Todas as radiografias necessárias para cirurgias, problemas articulares, ortodontia e cuidados de rotina podem ser realizadas sob o mesmo teto, sem necessidade de encaminhar o paciente para uma instalação especial. Porque é necessário segurança e um plano cirúrgico mais preciso.

n. Teste de ADN para detetar o risco de perda de dentes a longo prazo

Ajuda os pacientes a salvar os seus dentes e a atingir um nível mais elevado de saúde geral do corpo. Ajuda a determinar uma abordagem mais personalizada aos cuidados periodontais dos nossos pacientes, com melhores intervalos de re-cuidados e/ou terapia periodontal. Melhora os resultados da terapia periodontal com a adição de antibióticos sistémicos direcionados para as bactérias do paciente, o que evita que os pacientes percam todos os seus dentes com um diagnóstico antecipado.

o. Avanços nos materiais dentários e o seu futuro

De todos os materiais estéticos inovadores atualmente disponíveis, a colocação direta de resina composta assumiu o impulso atual na medicina dentária restauradora. Este facto tem sido facilitado por avanços notáveis nas suas propriedades físicas e mecânicas ao longo dos últimos 30 anos, levando a melhorias significativas na sua manipulação e durabilidade.

Recentemente, realizaram-se numerosas investigações no domínio dos monómeros e foram fabricados vários monómeros anticariogénicos, ou seja, monómeros que libertam flúor, como o cimento de vidro incomer, o nanómero e o compómero, mas o mais importante são os monómeros em expansão. A utilização de espiro-ortoembonatos como componente em compósitos de resina dentária resultou numa polimerização neutra quase volumétrica. Também a resina nanocompósita está disponível para dar um sorriso estético aos jovens doentes.

p. Fotografia digital

A fotografia sempre foi uma parte integrante da medicina dentária. A fotografia digital pode ajudar na transmissão de fotografias para consultas e na simulação rápida de um novo sorriso. A viagem remonta ao tempo em que a fotografia em película era utilizada apenas para fins de documentação e referência, tendo agora evoluído para a fotografia digital. A sua aplicação na prática dentária é simples, rápida e extremamente útil na documentação dos procedimentos de trabalho, na educação dos pacientes e na realização de investigações clínicas, pelo que a viagem remonta ao tempo em que a fotografia em película era utilizada apenas para fins de documentação e encaminhamento, tendo agora evoluído para a fotografia digital. A sua aplicação na prática dentária é simples, rápida e extremamente útil na documentação dos procedimentos de trabalho, na educação dos doentes e na realização de investigações clínicas, proporcionando assim muitos benefícios aos dentistas e aos doentes (Figura 35).[62]

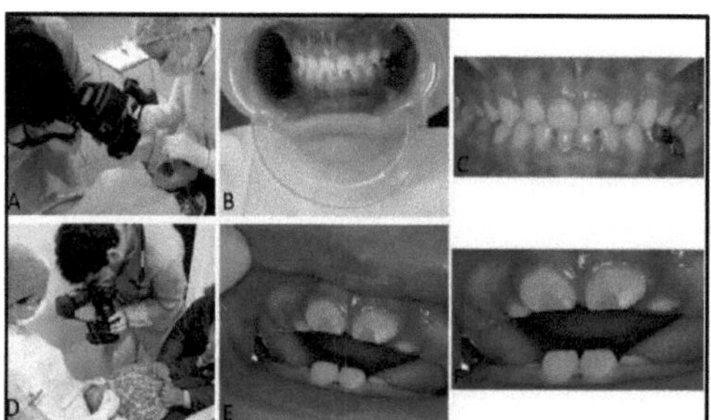

Figura 35: Fotografia dentária

q. Terapia genética

A engenharia de tecidos foi desenvolvida para a regeneração e reparação de tecidos. A investigação tem registado resultados promissores para a engenharia de tecidos de vários tecidos orais e dentários. A terapia genética apresenta um conceito atrativo para restaurar os tecidos orais perdidos devido a cáries, doenças periodontais e traumatismos. Isto poderia alargar o âmbito do desenvolvimento de novos dentes (os implantes biológicos para dentes em falta). Isto faz uso de duas abordagens básicas, incluindo a terapia genética in vivo e ex vivo. Na terapia genética in vivo, o potencial de cicatrização dos tecidos, como o complexo dentino-pulpar, é reforçado por genes que estimulam a formação de dentina após serem aplicados diretamente na polpa dentária exposta. Muitas pessoas têm dentes supranumerários que surgem a partir da terceira dentição. Esta terceira dentição também pode ser induzida a formar dentes de forma natural, ligando ou activando genes com códigos para proteínas e moléculas de sinalização que constituem a estrutura básica dos dentes. Muitos estudos demonstraram que os genes podem ser facilmente transferidos para células do sistema nervoso central de modelos animais.[52]

PRÁTICA DENTÁRIA DURANTE A COVID-19

O novo Coronavírus, oficialmente designado por SARS-CoV-2 (Severe Acute Respiratory Syndrome Coronavirus 2), é um vírus recentemente descoberto, responsável pela chamada COVID-19, uma infeção das vias respiratórias superiores. Os principais sintomas clínicos da infeção foram descritos como sendo a febre, a tosse, a fadiga, a anosmia e a ageusia, tendo alguns destes doentes desenvolvido também conjuntivite como consequência da propagação do vírus à zona ocular.

O tempo decorrido desde o início até ao desenvolvimento de uma síndrome de dificuldade respiratória aguda (SDRA) foi registado em apenas 9 dias nos doentes iniciais e, nos que desenvolveram esta condição, várias comorbilidades (como a hipertensão, a diabetes e a obesidade) são muito mais frequentes. Atualmente, o principal tratamento para a infeção por COVID-19 é sintomático, mas estão a ser testados vários medicamentos pré-existentes e os resultados preliminares são promissores. Os ensaios clínicos estão a investigar os efeitos da hidroxicloroquina, um medicamento anti-malária, uma vez que os estudos in vitro demonstraram a sua eficácia. Os resultados destes ensaios são muito aguardados. As vias de transmissão comuns do coronavírus incluem a transmissão direta e a transmissão indireta; a exposição ocular pode também constituir uma forma de entrada do vírus no organismo.[63] Os profissionais de saúde correm um risco extremo de contrair este vírus; não é surpreendente que representem mais de 75% de todos os indivíduos infectados. Os dentistas também estão expostos a um risco elevado de contrair a COVID-19, devido à sua exposição direta à saliva e ao sangue. Além disso, recomenda-se que, para proteger a segurança profissional, os profissionais de saúde usem equipamento de proteção individual, incluindo bata descartável de mangas compridas, touca, máscara cirúrgica, escudo facial, óculos de proteção e luvas. O EPI deve ser usado tanto para os rastreios de triagem como para quaisquer procedimentos dentários. No entanto, de acordo com as recomendações, para qualquer procedimento relacionado com aerossóis, deve ser preferida uma máscara N-95 em vez da máscara facial cirúrgica. O dentista também está ciente das questões relativas à colocação, remoção e eliminação de EPI e aconselha o seguimento das diretrizes adequadas para evitar qualquer contaminação cruzada.[64]

a. Conhecimento sobre as vias de transmissão e os possíveis riscos numa clínica dentária

Vários instrumentos dentários aerossolizam saliva ou sangue para o ambiente circundante, especialmente quando se utiliza um instrumento ultrassónico; é possível que todo o aparelho dentário possa ser contaminado pelo SARS-CoV-2 após estes procedimentos. Não é surpreendente que os higienistas dentários estejam mais expostos a esta infeção do que os próprios dentistas. O SARS-CoV-2019 pode permanecer viável em aerossol durante mais de 3 horas e pode ser detectado em várias superfícies mesmo após 72 horas, embora com um título de vírus muito reduzido. Não é certo que seja possível ser infetado através da perfuração de uma luva, mas este eventual risco pode ser notavelmente reduzido seguindo as mesmas práticas que têm sido seguidas pela comunidade dentária para a proteção contra vários agentes patogénicos transmitidos pelo sangue. Além disso, convém lembrar que este risco não se limita aos doentes sintomáticos, uma vez que provas recentes demonstraram que os doentes subclínicos podem propagar a COVID-19.

b. Reduzir o número de doentes e adotar medidas preventivas

Reduzir o número de pacientes que vêm a um consultório pode ser extremamente útil para evitar infecções cruzadas em pacientes dentários. Se houver menos pessoas na sala de espera ao mesmo tempo, é muito mais fácil manter uma distância de 1,5 m entre si e a redução do número de doentes pode dar tempo ao pessoal (Figura 36).

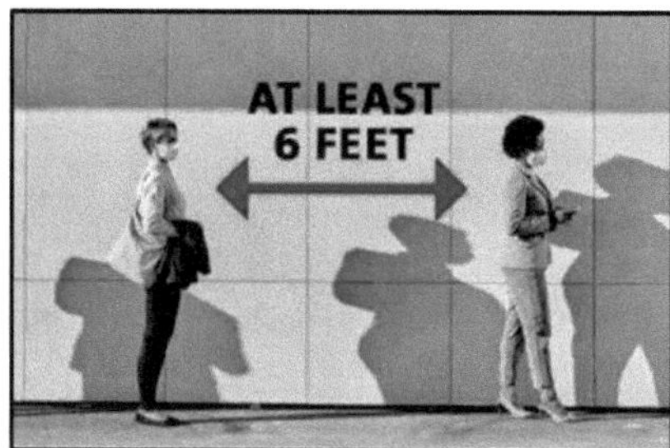

Figura 36: Distanciamento social

Necessário para desinfetar adequadamente a área clínica. É aconselhável reduzir o tempo de espera no local e, se possível, programar os doentes vulneráveis (ou seja, imunodeprimidos ou afectados por comorbilidades sistémicas graves) para o final do dia, altura em que a sala de espera deve estar vazia.

Os doentes devem receber um gel antissético assim que entram na sala de espera, uma vez que a desinfeção das mãos é a principal abordagem para impedir a propagação deste vírus, e devem manter uma máscara cirúrgica que cumpra um nível mínimo de proteção (Figura 37).

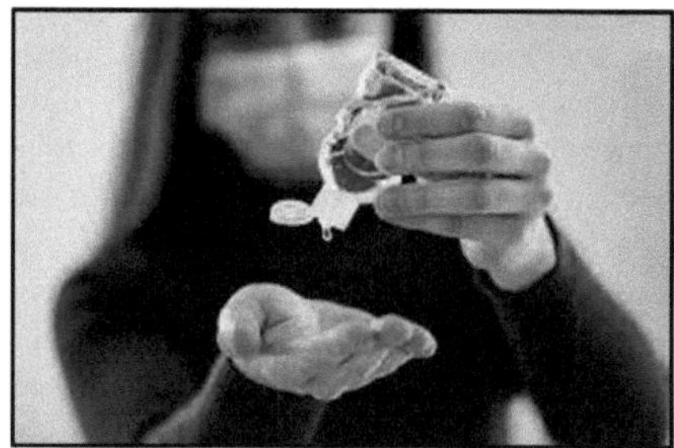

Figura 37: Desinfeção das mãos

c. Utilização de medidas de proteção

As medidas de proteção convencionais não são suficientes para proteger os profissionais de saúde de serem infectados. A principal diferença na proteção que um médico tem de usar quando trata um doente suspeito de COVID-19 num consultório dentário reside no vestuário de isolamento e na máscara facial. A proteção respiratória é normalmente usada durante o tratamento do doente, uma vez que são feitas máscaras cirúrgicas simples para proteger o dentista das gotículas do doente.[65]
Papel da salivação:

O dique de borracha dentária pode reduzir eficazmente a quantidade de aerossol formado, pelo que deve ser utilizado em qualquer procedimento que o permita, uma vez que foi referido que o dique de borracha pode reduzir as partículas transportadas pelo ar em 70% (Figura 38).[66]

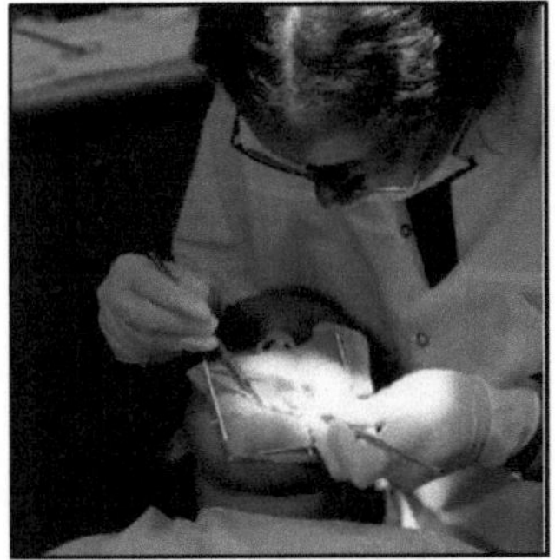

Figura 38: Isolamento do dique de borracha

Equipamento de proteção individual (EPI):

O equipamento de proteção individual é um vestuário de proteção utilizado para proteger o dentista durante a COVID 19 dos agentes biológicos infecciosos, como vírus, bactérias, etc. É a primeira linha de defesa contra o Coronavírus ou quaisquer microrganismos e o seu corpo. Máscaras faciais: A máscara N-95 deve ser usada por dentro, enquanto a máscara cirúrgica deve ser usada por cima e não o contrário. Uma vez que a máscara N-95 proporciona uma vedação perfeita que não é possível com uma máscara cirúrgica normal. Luvas: É muito importante certificar-se de que são utilizadas luvas descartáveis ao examinar cada doente e de que não toca nos olhos, nariz ou boca com as mãos contaminadas. As luvas devem ser deitadas fora depois de cada doente. Durante o manuseamento do doente, certifique-se de que não toca noutras superfícies com as luvas usadas, o que pode levar à contaminação da superfície. As luvas de nitrilo são preferíveis às luvas de látex, uma vez que as luvas de nitrilo são resistentes a produtos químicos como o cloro.

Tampas de cabeça:

Se utilizar um macacão ou uma bata com proteção para a cabeça e o pescoço, não é necessário utilizar um toucado ou uma touca separados. Caso não exista, é necessário usar toucas descartáveis que possam acomodar o cabelo e as extensões de cabelo no caso de dentistas ou pessoal dentário do sexo feminino.

Capas para sapatos:

Estes são utilizados para proporcionar proteção pessoal e descontaminação do local de trabalho. Os protectores de calçado devem ser feitos de tecido impermeável e devem ser eliminados após a sua utilização.

d. Utilização de elixir bucal pré-operatório

Os dentistas costumam administrar elixires bucais aos doentes antes de um procedimento cirúrgico, uma vez que está provado que este procedimento pode reduzir eficazmente o risco de uma infeção no local da cirurgia. A administração de um elixir bucal poderia reduzir a presença do vírus na cavidade oral e reduzir o risco de transmissão por aerossol; sabemos que os elixires bucais podem ser eficazes na redução do risco de infecções; vários relatórios provaram q u e a iodo-povidona a uma diluição de 7% é eficaz na redução da contagem viral do SaRS-CoV in vitro.[67]

e. Saneamento ambiental

Dada a capacidade do SARS-CoV-2 de sobreviver em superfícies durante pelo menos várias horas, é crucial efetuar uma higienização adequada do ambiente potencialmente contaminado. Várias formulações são capazes de desativar o vírus (tais como hipoclorito de sódio 0,5%-5%, ou iodo-povidona 10%) e muitas delas já são habitualmente utilizadas nos consultórios dentários. Na falta destas formulações, o Centro Europeu de Prevenção e Controlo das Doenças (ECDC) aconselha a utilização de sabão neutro ou, no caso de superfícies que possam ser danificadas por estas substâncias, uma solução de álcool a 70%.[68]

CONCLUSÃO

A gestão em todas as áreas de negócio e actividades organizacionais é o ato de reunir pessoas para atingir as metas e objectivos desejados de forma eficiente e eficaz. A gestão compreende o planeamento, a organização, o recrutamento de pessoal, a liderança ou a direção e o controlo de uma organização (um grupo de uma ou mais pessoas ou entidades) ou de um esforço com vista à realização de um objetivo. Os recursos englobam a utilização e a manipulação dos recursos humanos, dos recursos financeiros, dos recursos tecnológicos e dos recursos naturais. O sucesso na prática dentária é uma medida subjectiva e pode ser alcançado quando as necessidades pessoais ou profissionais são satisfeitas. A chave para uma prática bem sucedida é uma equipa dentária coesa. Essa equipa criará uma atmosfera de cooperação, ao mesmo tempo que proporciona o mais elevado calibre de medicina dentária, resultando numa elevada produção e rendimento com o mínimo de stress. Recentemente, os cuidados de saúde dentária são prestados maioritariamente por médicos privados em todo o mundo. Foi dada mais importância à conceção das salas de tratamento dentário do que à conceção do gabinete comercial. O planeamento do espaço de trabalho do consultório é também um fator essencial e essa área deve ser concebida de forma ergonómica, para que o pessoal do consultório possa executar as suas tarefas com a máxima eficiência. Qualquer doente que venha pela primeira vez a uma clínica dentária é a pessoa mais importante para o dentista. As diferentes ferramentas digitais podem melhorar a eficiência da clínica, reduzir os custos administrativos e melhorar a comunicação com outros prestadores de serviços. Além disso, existem vários softwares dentários disponíveis para a gestão da clínica dentária. O sistema de marcação de consultas é muito importante na gestão da clínica dentária e deve ser gerido de forma eficiente. Normalmente, o sistema contém listas de todos os pacientes agendados, bem como eventos para o dentista e o pessoal. É o centro de controlo do consultório e um fator-chave para o sucesso ou fracasso de uma clínica dentária. Durante a sua prática quotidiana, os dentistas enfrentam questões relacionadas com aspectos legais e normas de cuidados ao prestarem cuidados dentários aos pacientes. Para a proteção e segurança dos pacientes e da sociedade, tanto os requisitos voluntários como os legais devem ser implementados de acordo com as normas legais. Por conseguinte, embora não seja possível alcançar a implementação completa de uma prática dentária ideal, é necessário melhorá-la de dia para dia. Para uma gestão eficaz da prática dentária, é necessário que toda a equipa dentária trabalhe de forma eficiente e siga as regras e leis corretas. Durante a COVID-19, a prática dentária foi afetada pela escassez de material e pela crise financeira. É urgente proceder a uma avaliação prospetiva das implicações do surto de COVID-19 na prática dentária. Podemos ter voltado à nossa medicina dentária "de rotina" em todo o mundo, mas os riscos continuam a pairar sobre a nossa cabeça. As novas tecnologias têm tido continuamente um grande impacto na prática dentária, desde o desenvolvimento de peças de mão de alta velocidade até aos materiais de restauração modernos e biomiméticos. A engenharia de tecidos, no seu sentido mais lato, afectará inquestionavelmente a prática dentária de forma significativa nos próximos 25 anos. Estes esforços produzirão numerosos benefícios clínicos dentários, incluindo tratamentos melhorados para defeitos periodontais intra-ósseos, procedimentos de enxerto maxilar e mandibular melhorados, talvez métodos mais biológicos para reparar dentes após danos causados por cáries e, possivelmente, até mesmo o crescimento de dentes perdidos. Em conclusão, a gestão de boas práticas em Odontopediatria não é esporádica ou uma série de actividades aleatórias e descoordenadas. Em vez disso, engloba a filosofia d a clínica e está centrada no doente, sendo uma função de gestão fluida e consistente. Começa com o dentista pediátrico como líder e continua em todas as fases da atividade diária. É um sistema bem desenvolvido e altamente funcional. Resulta na lealdade da equipa e dos pacientes e numa elevada satisfação dos pacientes. O desafio é fazer com que a clínica seja um processo evolutivo, contínuo e ativo durante muitos anos.

BIBLIOGRAFIA

1. Koontz H, Weihrich H. Essentials of Management. Tata McGraw Hill; 1982.
2. Gupta RS, Sharma BD, Bhalla NS. Principles and Practices of Management, Kalyani Publishers;2010.
3. Das M, Pradhan D, Sharma L, Sinha PK, Mohanty S, Todkar M. An Insight to Dental Practice Management: A Literature Review. Int J Oral Health Med Res. 2018;5(1):546.

4. Burt BA, Eklund SA. Dentistry, Dental Practice and the Community-E-Book. Elsevier Health Sciences;2005.
5. Peter S. Essentials of Preventive and Community Dentistry (Fundamentos da Medicina Dentária Preventiva e Comunitária). Editora Arya(Medi);2006.
6. Finkbeiner BL, Finkbeiner CA. Practice Management for the Dental Team-E-Book (Gestão de consultórios para a equipa dentária). Elsevier Health Sciences; 2015.
7. Nacht ES. Practice Management in Pediatric Dentistry (Gestão da Prática em Odontopediatria). Dent Clin North Am. 2000;44(3):697-711.
8. Kezian SA. A história da profissão de dentista - das origens antigas aos dias de hoje. Pac J Health. 2020;3(1):2.
9. Anderson JA. A seleção e utilização de bancos de operador e cadeiras de contorno. Dent clin North Am. 1965;9(2):303-18.
10. Plischka G. Proposta para a conceção de cadeiras dentárias para o tratamento do paciente reclinado. Quintessence int. 1972;3(7):77-8.
11. Finn SB, Akin J. Pedodontia Clínica. WB Saunders company;1973.

12. Muthu MS,Kumar S.Pediatric Dentistry: Principles and Practice E-book. Elsevier Ciências da Saúde;2022.

13. Annamary K, Prathima GS, Sajeev R, Kayalvizhi G, Ramesh V, Ezhumalai G. Preferência do dentista por emoções em relação ao nível de ansiedade entre crianças em idade escolar em Puducherry. J Clin Diagn Res. 2016;10(7):26-30.
14. Mahajan N, Kotwal B, Gupta A, Kaul B, Gupta RK, Kaul S. Comparative Evaluation of an Audiovisual Distraction Aid and Print Format Entertainment on Pain Perception, Anxiety and Children Behavior in the Dental Setting. Int J Clin Pediatr Dent. 2022;15(1):54-9.
15. Tandon S. Livro de texto de pedodontia. Editora Paras Medical; 2018.
16. Dean JA, McDonald e Avery's dentistry for the child and adolescent. Elsevier Ciências da Saúde; 2021.
17. Regulamentos do Dentista (Código de Ética). Gaz India 1976;2:2223-7.
18. Posfay-Barbe KM, Zerr DM, Pittet D. Controlo da infeção em pediatria. Lancet infect dis. 2008;8(1):19-31.
19. Amato A, Caggiano M, Amato M, Moccia G, Capunzo M, De Caro F. Controlo da infeção na prática dentária durante a pandemia de COVID-19. Int J Environ Res Public Health. 2020;17(13):47-69.
20. Sabino-Silva R, Jardim AC, Siqueira WL. Impactos do Coronavírus COVID-19 para a odontologia e potencial diagnóstico salivar. Clin oral investg. 2020;24 (4):1619-21.

21.Reed D, Kemmerly SA. Infection control and prevention: a review of hospital- acquired infections and the economic implications (Controlo e prevenção de infecções: uma revisão das infecções adquiridas no hospital e as implicações económicas). Ochsner J. 2009;9(1):27-31.
22.Torabinia N, Nilchian F, Razavi SM. Equipa dentária e controlo de infecções para a COVID-19: Uma breve revisão das diretrizes actuais. Dent Res J. 2020;17(6):409-11.
23.Kashyap P. Um inquérito piloto sobre conhecimentos, atitudes e práticas entre os dentistas pediátricos durante a pandemia de COVID-19. J Dent Res Rev. 2021;8(2):69-7.
24.Singh P, Pal K, Chakravraty A, Ikram S. Execução e aplicações viáveis da proteção facial "uma salvaguarda" contra infecções virais de estudos de proteção cruzada: A comprehensive review. J Mole Struct. 2021;1238:130443.

25.Bergmann N, Lindörfer I, Ommerborn MA. Contaminação por sangue e saliva em óculos de proteção durante o tratamento dentário. Clin Oral Investig. 2022;26(5):4147-59.
26.Brouwer DH, Boeniger MF, van Hemmen J. Lavagem das mãos e toalhetes manuais para a pele.

Ann Occup Hyg. 2000;44(7):501-10.
27.Dumville JC, McFarlane E, Edwards P, Lipp A, Holmes A. Anti-sépticos cutâneos pré-operatórios para prevenir infecções de feridas cirúrgicas após cirurgia limpa. Cochrane Database System Rev. 2013.
28.Organização Mundial de Saúde. Diretrizes para o desenvolvimento de um programa nacional de prevenção e controlo da SIDA. Organização Mundial de Saúde; 1988.
29.Rutala WA, Weber DJ. Infection control: the role of disinfection and sterilization (Controlo de infecções: o papel da desinfeção e da esterilização). J Hosp Infect. 1999;43:43-55.
30.Oyawale FA, Olaoye AE. Projeto e Construção de um Autoclave; 2007.
31.Ozalp N, Okte Z, Ozcelik B. A esterilização rápida de cones de guta-percha com hipoclorito de sódio e glutaraldeído. J Endo. 2006;32(12):1202-4.
32.Datta P, Mohi G, Chander J. Biomedical waste management in India: Critical appraisal. J lab physicians. 2018;10(1):6-14.
33.Howe S. Online booking systems for dental appointments (Sistemas de marcação em linha para consultas dentárias). Dental Nursing. 2012;8(11):722-5.
34.Charangowda BK. Registos dentários: Uma visão geral. J Forensic Dent Sci. 2020; 2(1):5-10.
35.Packota GV, Komiyama K. Surface disinfection of saliva-contaminated dental X- ray film packets (Desinfeção da superfície de pacotes de películas radiográficas dentárias contaminadas com saliva). J Can Dent Assoc. 1992;58(9):747-51.
36.Davidson-Kaban SS, Davidson CL, Feilzer AJ, De Gee AJ, Erdilek N. O efeito das variações da luz de polimerização na polimerização em massa e na qualidade de parede a parede de dois tipos e várias tonalidades de compósitos de resina. Dent Mater. 1997;13(5-6):344-52.

37.De Lira AD, Magalhães BM. Marketing digital na odontologia e implicações éticas. Braz Dent Sci. 2018;21(2):237-46.
38.Mcguigan PJ, Eisner AB. Marketing da clínica dentária: oito passos para o sucesso. J Am Dent Assoc. 2006;137(10):1426-33.

39.Nichols LC, Hassall D. Qualidade e conteúdo dos sítios Web de clínicas dentárias. Br Dent J. 2011;210(7):11-3.

40.Frankel A. Dental SEO Guide: Histórias e dicas para obter mais pacientes. Blogue da Semrush; 2022.

41.Constantinides E. Foundations of social media marketing. Procedia-Social and behavioral sciences. 2014;148:40-57.

42. Nadaraja R, Yazdanifard R. Social media marketing: Vantagens e desvantagens. Centro da Universidade de Southern New Hempshire. 2013.

43. Zaidi A. 10 Effective Dental Marketing Strategies to sell yourself as the Dentist (10 estratégias eficazes de marketing dentário para se vender como dentista). Dentista técnico; 2018.

44. Zuckerberg E. Estética e marketing dentário. Esthetic Dentistry: Uma abordagem clínica de técnicas e materiais. 2015;26(3):509-19.

45. Gibson C, H. Hardy III J, Ronald Buckley M. Understanding the role of networking in organizations. Car Dev Int. 2014;19(2):146-61.

46. Gommans M, KrishnanK , Scheffold K. From brand loyalty to e-loyalty: A concetual framework. J Econ Soc Res. 2001;3(1):43-58.

47. Bailit H, Beazoglou T. Financing dental care: trends in public and private expenditures for dental services (Financiamento dos cuidados dentários: tendências nas despesas públicas e privadas com serviços dentários). Dent Clin North Am. 2008;52(2):281-95.

48. Toor RS, Jindal R. Seguro dentário! Estamos preparados? Indian J Dent Res. 2011;22(1):144-7.

49. Nagpal S. Overview of the Health Insurance Market in India (Visão geral do mercado dos seguros de saúde na Índia). IRDA Hyderabad report series 2006-07.

50. Raju HG. Oral health insurance in India (Seguro de saúde oral na Índia). Anais e Essências da Medicina Dentária. 2010;2(4):208-10.

51. Hayashi M, Haapasalo M, Imazato S, Lee JI, Momoi Y, Murakami S et al. A medicina dentária no século XXI: Desafios de um mundo globalizado. Int Dent J. 2014;64(6):333-42.

52. Chai Y, Slavkin HC. Perspectivas para a regeneração dentária no século XXI: Uma perspetiva. Microsc Res Tech. 2003;60(5):469-79.

53. Bud M, Jitaru S, Lucaciu O, Korkut B, Dumitrascu-Timis L, Ionescu C et al. A. As vantagens do microscópio operatório dentário em odontologia restauradora. Med Pharm Rep. 2021;94(1):22-7.

54. Pentapati KC, Siddiq H. Aplicações clínicas da câmara intra-oral para aumentar a adesão dos pacientes - perspectivas actuais. Clin Cosmet Investig Dent. 2019;11:267- 78.

55. Zhang C, Mo D, Guo J, Wang W, Long S, Zhu H et al. Um método de deteção de fissuras baseado na correlação de imagens digitais para dentes com fissuras simuladas. BMC Saúde Oral. 2021;21(1):539-49.

56. Shanthi M. Presciência do laser em Odontopediatria. Int J Sci Study. 2015; 3(2):197-203.

57. Nelson TM, Xu Z. Sedação dentária pediátrica: Desafios e Oportunidades. Clin Cosmet Investig Dent. 2015:97-106.

58. Genovese MD, Olivi G. Laser em Odontopediatria: Aceitação pelo paciente da terapia de

tecidos duros e moles. Eur J Paediat Dent. 2008;9(1):13-7.

59. Tamimi F. Anestesia dentária sem agulha: Um ensaio clínico aleatório piloto de boca dividida cruzada. Biblioteca Nacional de Medicina dos EUA. 2020;1(3):10-5.

60. Edionwe JI, Shaba OP, Umesi DC. Tratamento de canal radicular numa única visita: Um estudo prospetivo. Niger J Clin Pract. 2014;17(3):276-81.

61. Ahmed WM, Althagafi RA. Remodelação do Sorriso Utilizando o Fluxo de Trabalho das Facetas Estéticas Digitais: Um relato de caso. Int J Prostho e Rest Dent. 2023;12(3):145-8.

62. Kalpana D, Rao SJ, Joseph JK, Kurapati SK. Fotografia dentária digital. Indian J Dent Res. 2018;29(4):507-12.

63. Passarelli PC, Rella E, Manicone PF, Garcia-Godoy F, D'Addona A. O impacto da infeção por COVID-19 na medicina dentária. Exp Bio Med. 2020;245(11):940-4.

64. Gugnani N, Gugnani S. Protocolos de segurança para práticas dentárias na era COVID-19. Dent. Baseado em Evid. 2020;21(2):56-7.

65. Peng X, Xu X, Li Y, Cheng L, Zhou X, Ren B. Rotas de transmissão de 2019- nCoV e controlos na prática dentária. Int J Oral Sci. 2020;12:9-13.

66. Samaranayake LP, Reid J, Evans D. The efficacy of rubber dam isolation in reducing atmospheric bacterial contamination (A eficácia do isolamento do dique de borracha na redução da contaminação bacteriana atmosférica). J Dent Child. 1989;56:442-8.

67. Solderer A, Kaufmann M, Hofer D, Wiedemeier D, Attin T, Schmidlin PR. Eficácia dos enxaguamentos com clorexidina após cirurgia periodontal ou de implantes: Uma revisão sistemática. Clin Oral Investig. 2019;23:21-6.

68. Izzetti R, Nisi M, Gabriele M, Graziani F. Transmissão da COVID-19 na prática dentária: Breve revisão das medidas preventivas em Itália. J Dent Res . 2020;99(9):1030- 8.

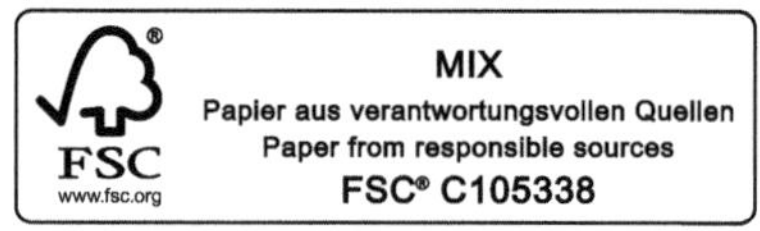

Printed by Books on Demand GmbH, Norderstedt / Germany